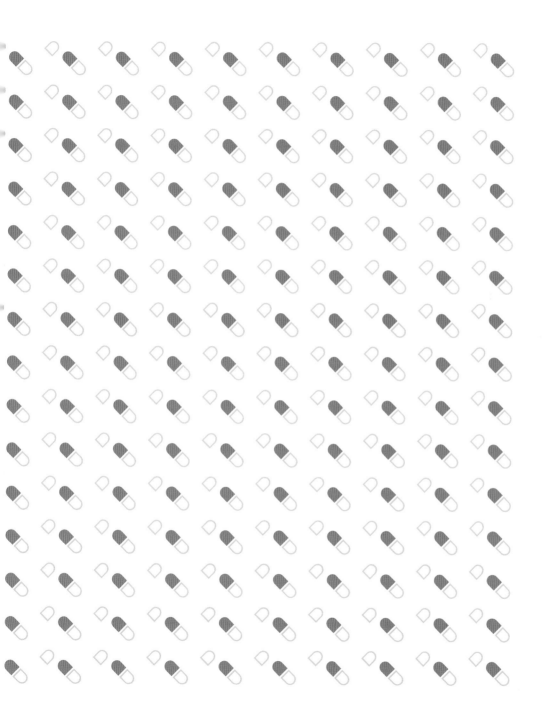
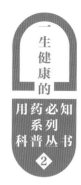

一生健康的

用药必知
系列
科普丛书

2

一生健康的用药必知系列科普丛书
*

丛书总主编：赵　杰
名誉总主编：阚全程
副总主编：王婧雯　文爱东　王海峰　李朵璐　杨　勇
组织编写：中华医学会临床药学分会

宝贝健康要守护——

儿童用药必知

分册主编：王海峰　杨宏昕　荆凡波
副主编：宋燕青　乌日汗　杨　雪　宋　岐
编　　委：（以姓氏笔画为序）

王文晓　王相峰　王海峰　乌日汗　刘雅娟　李文静　杨　乾　杨　雪
杨宏昕　宋　岐　宋兆芮　宋燕青　陈　岳　陈秋燃　罗　璇　金海荣
荆凡波　胡　雪　郭小彬　郭桂萍　斯日古楞　葛　洁　魏欣欣
审校专家：杜红伟　金向群

宝贝健康要守护

儿童
用药必知

丛书总主编·赵杰

名誉总主编：阚全程
组 织 编 写：中华医学会临床药学分会
分 册 主 编：王海峰　杨宏昕　荆凡波

人民卫生出版社
·北京·

阙序

药物的使用在疾病的预防、诊断、治疗中几乎贯穿始终。根据 2019 年世界卫生组织公布的数据，由用药引发的不良事件是全球导致住院死亡和伤残的重大原因之一，全球 1/10 的住院人次由药物不良事件导致，15% 的住院花费由药物不良事件产生。然而，83% 的药物不良事件是可以预防的，关键在于用药是否合理。根据调查，民众大多不了解正确的服药方法和服药原则，缺乏安全用药常识。因此，向大众传播合理用药的知识和理念，开展全民健康用药科普势在必行。

现代医学模式从传统的疾病治疗转向健康管理，健康教育变得尤为重要。党的十九大报告明确提出了"实施健康中国战略"，将"为人民群众提供全方位全周期健康服务"上升到国家战略高度。随着人们对用药安全愈加重视，用药科普宣传逐渐增多，其目的是要让民众对错误用药行为从认识上、行为上作出改变。科普看似简单，其实不然，做好科普是一项高层次、高难度、高科技含量的创造性工作。优秀的科普读物应具备权威、通俗、活泼的特征，然而，目前市售的用药科普读物普遍存在内容不严谨、语言不贴近百姓、可读性不佳、覆盖人群不全面等问题。

《一生健康的用药必知》系列科普丛书是在国家大力倡导"以治病为中心"向"以人民健康为中心"转变的背景下应运而生的，由中华医学会临床药学分会专业平台推出，组织全国各专业药学专家精心策划编写而成。全套丛书聚焦百姓用药问题，针对常见用药误区和知识盲点，把用药的风险意识传递给民众，让民众重视用药问题，树立起合理用药的理念。其内容科学实用，使读者阅读后对全生命周期的每一环，以及常见生活场景中出现的用药问题都能有所了解。这套丛书在表现形式上力求生动活泼、贴近百姓；在语言表达上力求通俗易懂、简洁明了，面向更广泛的受众，帮助民众树立健康意识。可以说，本套丛书的出版必将对促进全民健康、提高国民教育水平，产生全局性和战略性的意义。

本套丛书的撰写凝聚了所有编者的智慧和辛劳，在此向你们致以衷心的感谢和诚挚的敬意！

杨序

作为一名医务工作者，我始终关注着中国老百姓的用药安全和科普教育。我国医学科普传播与欧美发达国家相比，仍然处于相对落后状态。国家统计局 2019 年数据显示，我国公众具备基本科学素养的人数虽较之前有了大幅提升，达到了 8.47%，但仅相当于发达国家 10 年前的水平。随着生活水平的提高，民众健康意识开始觉醒，新媒体的发展也使科普工作有了更丰富、更灵活的方式。但面对漫天的"医学科普"、良莠不齐的海量信息，普通民众有时难以分辨。更有甚者，一些打着医学科普旗号的"伪科学"和受商业利益驱使的所谓"医学知识"大行其道，严重误导民众。另外，当前市面上见到的多数药学科普书籍还存在表现形式不够生动活泼、专业术语晦涩难懂等问题，让大多数读者望而生畏，使药学科普很难真正走进老百姓的生活。

儿童用药必知
宝贝健康要守护

今天，我欣喜地看到，由中华医学会临床药学分会倾力打造的《一生健康的用药必知》系列科普丛书，汇集了中国临床药学行业核心权威专家倾心撰写，为读者提供了值得信赖的安全合理用药知识。丛书突破了目前市面上医学科普书题材单一、语言枯燥、趣味性差等缺点，以大众用药需求为引领，站在用药者的角度，针对读者在全生命周期可能遇到的用药问题与困惑，用最通俗的语言，做最懂百姓的科普。把晦涩的医药知识变得浅显易懂、活泼轻松，让百姓可以真正掌握正确用药方法。对于中华医学会临床药学分会对我国药学科普事业所做出的努力和贡献，我深感欣慰，感谢编委会全体人员的辛勤付出，将这样一套易懂实用、绘图精良、文风活泼的药学科普图书呈现给广大读者，为百姓提供了指掌可取的药学知识。

如今，政府对科普事业高度重视、大力支持，人民群众对用药健康的关注日益迫切，可以说，《一生健康的用药必知》系列科普丛书正是承载着百姓的期望出版的。全民药学科普是一项系统工程，新一代的药学同仁重任在肩，担负着提升公众安全用药意识、普及合理用药知识的重任。为了让公众更直观地接触药学知识，提升公众合理用药的意识，新时代的药学科普工作者应努力提高科普创作能力，不断提升科普出版物的品牌影响力，更广泛地发动公众学习安全用药的知识，让药学科普普惠民生。

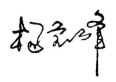

赵序

要建设世界科技强国，科技创新与科学普及具有同等重要的地位。但我国的科普现状令人担忧，一方面我国公民科学素养较发达国家偏低，同时虚假广告、"伪科学"数不胜数，严重误导民众，甚至出现"科普跑不过谣言"的局面。另一方面，现有的科普读物普遍存在专业性强、趣味性弱、老百姓接受度低的现象，最终导致我国科学普及度不高。药学科普是健康科普的重要组成，做好药学科普工作是我们这一代中国药学工作者的责任和使命。

什么样的药学科普能走进百姓心里？我想，一定是百姓需要的、生活中经常遇到的用药问题。中华医学会临床药学分会集结了全国临床药物治疗专家及一线临床药师力量编写了《一生健康的用药必知》系列科普丛书，目标是打造中国最贴近生活的药学科普，最权威的药学科普，最有用的药学科普。这套丛书以百姓需求为出发点，以患者的思维为导向，以解决百姓实际问题为目标，形成了 15 个分册，包含从胎儿、儿童、青少年、孕期、更年期直到老年的全生命周期的药学知识和面对特殊状况时的用药解决方案，其中所涉及的青少年药学科普、急救药学科普、旅行药学科普、互联网药学科普均是我国首部涉及此话题的药学科普图书。本套丛书用通俗易懂、形象有趣的方式科学讲解百姓生活中遇到的药学问题，让人人都可以参与到自身的健康管理中，可大大提升民众的科学素养。

《国务院关于实施健康中国行动的意见》中明确提出，提升健康素养是增进全民健康的前提，要根据不同人群特点有针对性地加强健康教育，要让健康知识、行为和技能成为全民普遍具备的素质和能力，并同时将"面向家庭和个人普及合理用药的知识与技能"列为主要任务之一。中华医学会作为国家一级学会，应当在合理用药科普任务中、"健康中国"的战略目标中贡献自己的力量。在此，感谢参与此系列丛书编写的所有编者，希望我们可以将药学科普这一伟大事业继续弘扬下去，提高我国国民合理用药知识与技能素养，为实现"健康中国"做出更大贡献。

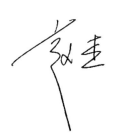

前言

儿童的健康和用药安全一直是全社会关注的焦点。儿童作为一类特殊人群，特殊在于他们身体各器官正处于不断生长、发育、成熟的时期，且其生理、心理特点不同于成年人，所以在对儿童用药治疗疾病时要更加慎重一些，不能将常规药物直接施加于儿童身上，且儿童的用药剂量也绝不仅是成人的缩减，治疗时如果不选择科学、合理的药物和正确的服药方法对儿童的疾病治疗是弊大于利的。所以说儿童用药无小事，儿童用药需要特殊关注。

作为父母都有过这样的经历，家里宝贝一旦生病全家人必定焦头烂额，特别是初为人父人母的年轻朋友更是不知所措：老人们的传统方法是否科学？自己从网上看到的方法是否靠谱？我们在临床上就见过这样一些案例，有的家长一遇到孩子发烧就希望迅速降低体温，从而频繁给孩子吃多种退热药，最后导致出现了肝损害到医院抢救；还有的家长在孩子腹泻

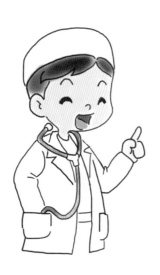

儿童用药必知
宝贝健康要守护

时，不知道该服用哪种对儿童较为安全可靠的药物，而给孩子用了治疗成人细菌性腹泻的氨基糖苷类抗生素，导致孩子听力受损和出现肾损害。以上案例只是给孩子错误用药的冰山一角，在临床上实际遇到的要更多、更复杂。所以我们想通过这本《宝贝健康要守护——儿童用药必知》让家长们认识到：儿童安全合理用药是需要引起家长们重视的大事，儿童生病不能乱吃药，应严格按照药品说明书和医嘱来服药。同时也指导家长们科学地对待疾病和用药，避免陷入用药误区。

本册科普书的内容包括儿童常见疾病的药物选择、服药方法和注意事项，为读者提供了实用的儿童合理用药知识，解答了生活中常见的用药误区。阅读本书有助于读者了解儿童合理用药知识，进而自觉养成科学用药的好习惯。本书将繁杂的药学专业知识转化成通俗易懂的科普语言，并用漫画插图方式对具体用药方法进行了形象化的展示，旨在让家长们阅读后能更好地理解和操作。通过阅读本书，家长们可以解决很多儿童成长期遇到的用药问题，让家长们在用药时有一个可靠的帮手，从而减少重复用药和错误用药。由于篇幅所限，本书只选取了儿童常见疾病和常规用药的内容，对于本书未解答的用药知识点，家长们需要咨询专业的药师或医师，经其指导后再使用。

本书在编写过程中，编者团队参考了国内外儿科相关疾病的临床治疗指南、专家共识，并以循证药学结合临床实践，保证了本书科学性、实用性和可读性的统一。希望本书能为家里有宝贝的家长们提供切实的帮助，为儿童健康成长保驾护航。

宋燕青

2021 年 3 月

目录

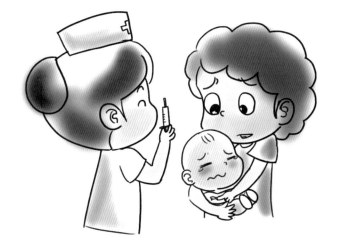

第
一
篇

常见疾病
治疗篇

儿童用药必知
宝贝健康要守护

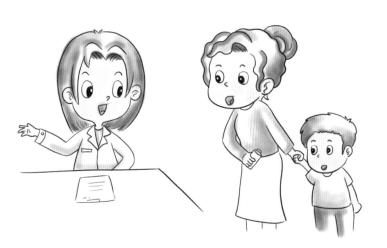

第
二
篇

合理用药
知识篇

儿童用药必知
宝贝健康要守护

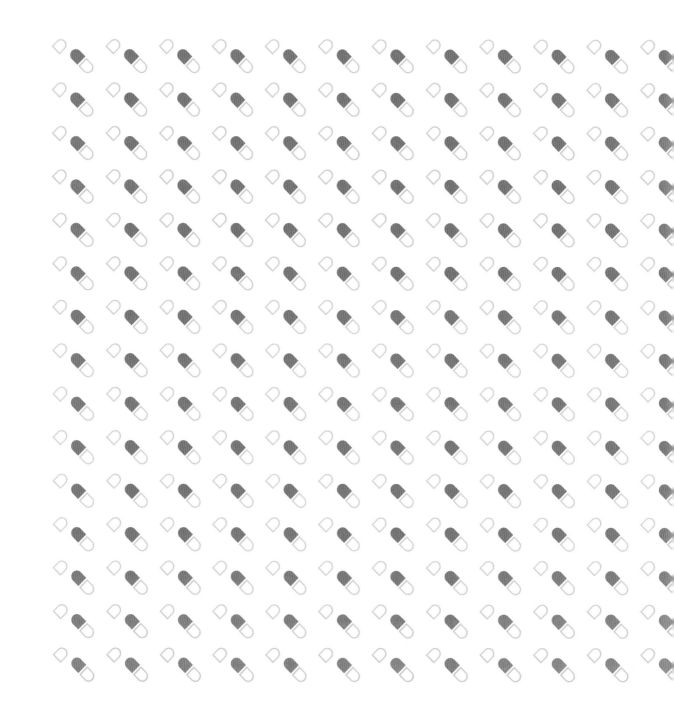

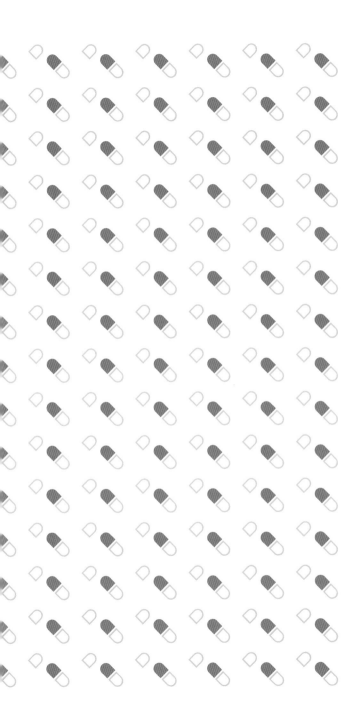

第
一
篇

常见疾病
治疗篇

1.1

发热——
孩子发热，退热药
应该这样用

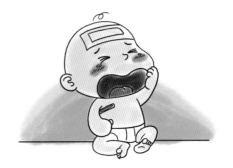

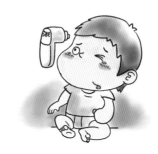

发热是指宝宝体温的异常升高，一般定义为肛温≥38℃或腋温≥37.5℃。宝宝发热了，家长不要着急，因为发热本身不危险，也不会"烧坏脑子"。发热是人体对"外来敌人"的应对反应，在一定程度上可以帮助身体抵抗"入侵者"。给宝宝测量体温需要在同一部位用同一体温计测量。测量体温时要让宝宝安静下来，不要在哭闹时、情绪激动时、穿着很厚的衣服时或者运动后测量，会有偏差。密切观察宝宝的状态，勤测量，才能很好地掌握宝宝体温的变化。

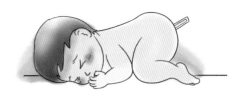

一、宝宝发热时，护理很重要

在了解需要使用哪些药物之前，我们更加要注意的是宝宝发热时的护理，比如补充充足的水分，保证休息，吃一些容易消化的食物，做好口腔护理（用盐水漱口）等，尽量减少宝宝在发热时的不适感。腋温＜38.5℃时需要用物理降温的方法给宝宝降温，这里提醒宝爸宝妈，请不要用酒精擦拭降温，以避免宝宝发生过敏反应和酒精中毒，切勿用衣物或被褥"捂汗"。在发热期间若宝宝有寒战等不适时，应适当添加衣物。宝宝退热后发汗时，应适当减少衣物，换上干爽的衣物保证宝宝退热后的舒适感。

二、退热药应该如何正确使用？

1. 儿童退热药有哪些？应该如何选择？

推荐用于儿童的退热药有对乙酰氨基酚和布洛芬。

药名	对乙酰氨基酚	布洛芬
退热效果 胃肠道反应	退热速度快 较轻	退热效果强而持久 有胃肠道反应时，可以随餐服用或餐后服用
适用年龄范围 不能应用的范围	2 个月以上 遗传性葡萄糖 -6- 磷酸脱氢酶（G6PD）缺乏的患儿应避免使用	6 个月以上 因退热效果强会导致大量出汗，因此脱水的患儿不适用；哮喘及肾功能不全的患儿应慎用
超剂量危害（正常剂量下用药是安全的）	肝损伤	肾损伤

注意：不要给宝宝用布洛芬缓释片。

布洛芬缓释片是用于 12 岁以上儿童的解热、镇痛、抗炎药物，不推荐用于 12 岁以下的宝宝退热。因其需要整片吞服，无法获得孩子的用药剂量，且可能会有突然释放较大剂量药物成分的风险。同时缓释片会通过缓慢释放来维持药物的浓度，这种特性不适用于退热，而更适用于镇痛。

2. 什么时候需要使用退热药？

给宝宝退热的目的是缓解宝宝发热引起的

不适，因此退热后要积极寻找宝宝发热的原因，必要时给予对应的治疗才是关键。

退热药一般建议在腋温≥38.5℃时应用。如果宝宝精神状态较好，玩耍不受影响，也可以暂时延迟服用退热药。

这里要提醒家长：有惊厥史的宝宝，应在宝宝腋温≥38℃时或达到既往惊厥温度阈值前及时使用退热药，同时注意头部的降温处理。

月龄<6个月的宝宝发热，应及时就诊。

3. 应该给宝宝吃多少退热药？

按照药品说明书要求用药。**注意：**不同厂家的药品规格、药物浓度可能有差异，要以实际购买药品的附带说明书为准。

例如：（1）布洛芬混悬液（规格100ml：2g）

年龄/岁	体重/kg	一次用量/ml	一日次数
1～3	10～15	4	若持续疼痛或发热可间隔4～6小时重复用药1次，24小时不超过4次
4～6	16～21	5	
7～9	22～27	8	
10～12	28～32	10	

例如：（2）对乙酰氨基酚口服混悬液（规格100ml：3.2g）

年龄/岁	体重/kg	一次用量/ml	一日次数
1～3	12～15	3	若持续疼痛或发热可间隔4～6小时重复用药1次，24小时不超过4次
4～6	16～21	5	
7～9	22～27	8	
10～12	28～32	10	

家长们要注意观察宝宝服用退热药后有无皮肤过敏症状，如皮疹、荨麻疹等，如果有，应停用，并及时与医生或药师取得联系。如果反复发热3天以上，给予退热药效果不佳时，也应及时就诊。

注意：

▲ 不建议家长自行交替使用上述两种退热药，以免剂量计算错误导致用药错误。

▲ 对乙酰氨基酚与布洛芬不要与含退热成分的复方感冒药同时使用，以免剂量叠加带来危险。

▲ 以上两种药物的缓释制剂和泡腾片不可应用于儿童，因无法计算准确的儿童剂量可导致药物过量，严重的可能引起中毒。

▲ 每次使用以上两种药物的混悬剂时，一定要摇匀后再服用，这样才能保证服用时药物的整体浓度是基本相同的。因为混悬剂长时间静置时，药物成分会下沉，导致上层药物含量下降，下层药物含量增加，使用前如果不摇匀，按照同样的推荐剂量服药，只喝上层药液就会因药量不足而延误病情，带来安全隐患。

三、退热药补服的注意事项您需要掌握

1. 宝宝吃了退热药后吐了可以补服吗？

以 15 分钟为界。吃药后 15 分钟内，宝宝出现呕吐，可以在清理口腔后进行补服。吃药后超过 15 分钟，宝宝出现呕吐，需要等待 1 小时，观察退热效果，再决定是否补服。吃药后超过 1 小时出现呕吐，不补服。

2. 宝宝吃了退热药不到 4 小时又烧起来了，可以再服退热药吗？

首先需要明确宝宝发热的原因，不建议在未到间隔期时再次使用退热药，如在给药间隔期内再次发热，可以通过给孩子补充水分，用温水擦洗、泡脚等物理降温方法促进散热。但不推荐使用冰水擦浴、酒精擦浴，会给宝宝带来不适感，且酒精可能与已用的其他药物产生

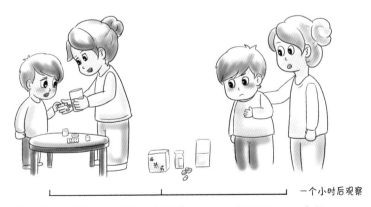

一个小时后观察

吃药后15分钟内呕吐，需补服；吃药后超过1小时出现呕吐，不补服。

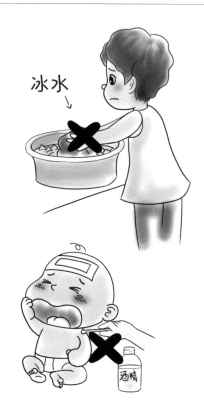

冰水

地保证宝宝的用药剂量及用药安全，建议宝宝能够口服时尽量应用可以准确按照体重计算剂量的口服制剂。

退热栓一般用于口服给药呕吐的宝宝或睡眠中不宜口服给药的宝宝，用药比较方便，而且栓剂可以避免药物对胃肠道的刺激。用药时应塞入肛门深处，更有助于药物起效。这里特别要提醒宝爸宝妈，退热栓中的对乙酰氨基酚及布洛芬等成分是因被人体吸收而起效的，如果多次使用也需要间隔 4～6 小时，不能频繁给药，以避免用药过量导致的低体温及药物中毒等不良后果。并且应注意用药后需监测体温，避免体温过低。

相互作用而导致危险。

四、退热栓和口服退热药该怎样选择？

儿童使用退热药需要根据体重计算剂量，因栓剂吸收易受肠道粪便影响，且常常是固定剂量，不容易针对宝宝体重精确用药。为更好

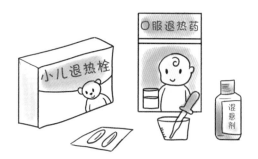

儿童用药必知
宝贝健康要守护

五、退热药的使用误区

× 提早使用退热药预防热性惊厥。

退热药是不能有效预防热性惊厥的，建议有过热性惊厥的宝宝在发热时，宝爸宝妈要注意控制体温骤升，在腋温＜38℃时做好物理降温，≥38℃时给予退热药，同时可以用物理降温辅助。

× 物理降温效果不佳，发热腋温未达38.5℃时给予退热药。

宝宝发热时做好耐心细致的护理是关键。物理降温要做到位：温水擦浴（切勿用酒精擦），水的温度应在34～37℃，擦拭颈部、腋下、肘部、腹股沟等部位，每次擦拭10分钟以上；发热后多喝水（建议喝白开水），多排小便有助于宝宝的体温下降。退热药会刺激胃黏膜、影响食欲，甚至会有过敏等不良反应，因此一定要把握好用药指征。

× 热退了，病就好了。

发热是宝宝所患疾病的一个临床症状，退热药的使用仅能解决宝宝发热这一个症状，因此宝宝患的疾病如感冒等未治愈的情况下，还有可能再一次发热。宝爸宝妈不用过于焦虑，大多数宝宝的感冒都是病毒引起的，一般5～7天会自愈，在这段期间，宝宝仍有可能反复发热。

六、服用退热药前后应给孩子怎样的照护？

√ 注意补充水分。布洛芬用药前应尤其注意补充足够的水分，因其退热效果强，会引起大汗，加重发热引起的脱水。

√ 及时更换衣物。服用药物后，若退热并出汗，应尽快给宝宝换掉汗液浸透的衣物，换上干爽的衣物保证宝宝退热后的舒适感。

√ 给药前后要勤测体温，适当时给予物理降温，不要在家中自行用酒精擦拭降温，避免酒精中毒带来严重后果。

√ 保证休息及睡眠，食用一些易消化的食物，同时做好口腔护理，进食后用盐水漱口。

√ 不要自行使用抗生素或者激素类药物。

要点总结：

1. 准确测量体温是关键。

2. 宝宝体温会有骤升现象，宝爸宝妈一定要密切观察宝宝的精神状态，勤测体温，合理应用退热药。腋温≥38.5℃时可以使用退热药，退热后积极寻找发热原因，高热不退、持续发热要及时就医。

3. 腋温＜38.5℃时应耐心护理，做好物理降温，勤测体温。

4. 有惊厥病史的宝宝及早用退热药（腋温≥38℃或达到之前惊厥发生的体温阈值前）。

5. 退热药推荐对乙酰氨基酚、布洛芬。

6. 按照药品说明书规范用药，严格把握给药间隔。

7. 应用退热药后多给宝宝喝水。

8. 宝宝发热时切忌"捂汗"。应在发热初期（寒战时）适当保暖，体温下降出汗后适当宽衣让宝宝更舒服。

内蒙古自治区人民医院：乌日汗、罗璇

1.2

咳嗽——
镇咳药物的选择
很重要

　　咳嗽是人体的一种保护性反射性动作，通过咳嗽时产生的高速气流可清除呼吸道内的分泌物及异物，因此它只是一种症状，并不是一种疾病。引起儿童咳嗽的原因有很多，各种感染、理化因素刺激及过敏因素等都可能是引起儿童咳嗽的原因。所以孩子咳嗽时，应积极寻找病因，再考虑去治疗咳嗽，一味只关注止咳是错误的。

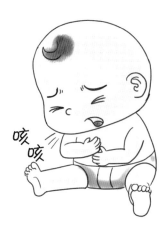

咳咳

一、适合儿童使用的镇咳、祛痰药和注意事项

宝爸宝妈首先应明确，镇咳（止咳）和祛痰是两个不同的概念，在选择药物时要区分咳嗽的严重程度、是否有痰。轻度咳嗽不需要进行镇咳治疗，当发生严重的咳嗽，如剧烈干咳或频繁咳嗽影响休息和睡眠时，则可适当给予镇咳治疗。对于咳嗽痰多时则需要使用祛痰药物，如氨溴索、桃金娘油等，此时单纯使用镇咳药则可能会使痰多的症状加重，甚至导致气道阻塞。

儿童常用镇咳药的特点和注意事项如下：

分类	代表药物	特点	注意事项
中枢镇咳药	右美沙芬	适用于 1 岁以上儿童	多痰禁用
	喷托维林	适用于 5 岁以上儿童	青光眼禁用
外周镇咳药	苯丙哌林	尚不明确	整片吞服
	苯佐那酯	适用于 10 岁以上儿童	胶囊应整粒吞服

儿童常用祛痰药的特点和注意事项如下：

分类	药品名称	特点	注意事项
恶心祛痰药	愈创甘油醚	1 岁以上儿童	肺出血禁用
	氯化铵	儿童可用	尿毒症禁用
黏液溶解剂	乙酰半胱氨酸	儿童可用	勿与铁、铜、橡胶制品接触
	溴己新	注射剂型儿童慎用	胃溃疡慎用
	氨溴索	儿童可用	对本品过敏禁用
黏液促排剂	桃金娘油	4～10 岁儿童	整粒吞服

儿童有别于成人，其器官功能尚未发育完全，肝脏解毒和肾脏排泄等功能较弱，因此对药物的耐受性较差，如果用药不当，很容易引起不良反应，甚至对健康造成比疾病本身更严重的危害，特别是婴幼儿，用药更需谨慎。

对于镇咳药的复方制剂和中成药等，家长们一定要注意说明书标注的成分，如含有可待因、阿片，因其成瘾性和不良反应较多，禁用于儿童。

一些儿童可以使用的镇咳、祛痰药如下：

▲ 镇咳药目前临床上最常用的主要是右美沙芬和喷托维林，多用于无痰干咳，市场上常见品种有右美沙芬缓释混悬液、枸橼酸喷托维林片等。

▲ 祛痰药目前临床上最常用的主要是氨溴索口服液和乙酰半胱氨酸泡腾片等，按照说明书标明的剂量给予就可以。

▲ 一些止咳化痰的中成药在遵医嘱的情况

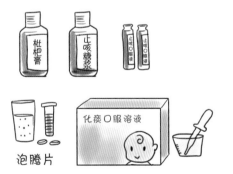

下也是可以选用的，如小儿咳嗽糖浆、蜜炼川贝枇杷膏、桔贝合剂和肺力咳合剂等，但应尽量选择有明确儿童剂量的药物。

二、镇咳药使用的误区

注意： 对于婴幼儿出现的咳嗽，包括加深、加重、呼吸明显加快的咳嗽等，不建议家长自行给孩子用药，应去医院在医生的指导下服用相应药物。

× **宝宝咳嗽立即用多种镇咳药。**

这种做法是错误的。当宝宝出现咳嗽时，应首先了解宝宝咳嗽的性质、痰液的情况，然后选择适合的镇咳药进行治疗。服药时要注意药物的叠加作用有可能增加病情，而且应避免过早使用中枢性镇咳药，因其可掩盖宝宝的真实病情，导致后期就诊时误导医生的判断。

× **联合使用抗生素，咳嗽好得快。**

抗生素主要针对细菌引起的感染，它的选择应根据咳嗽、咳痰的性质来决定，很多引起咳嗽的病因并不一定是感染，盲目使用不仅没有疗效，还可能会增加细菌的耐药性。

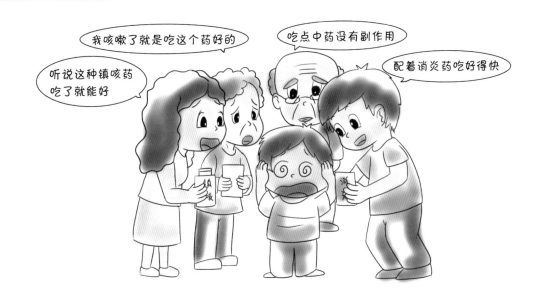

✗ **中成药无毒副作用，儿童应用更安全。**

目前市场上止咳祛痰类的中成药品种繁多，部分中成药遵医嘱是可以给孩子使用的，但是中成药一般由多种中药组成，甚至有些还含有西药成分，所以在给孩子应用这类药时一定要充分了解物的组成，避免重复用药，错误用药。

✗ **儿童使用成人镇咳药。**

部分家长因为身边没有儿童型镇咳药，就选择成人的药物替代，这种做法是错误的。成人镇咳药的成分和剂量是按照成人生理代谢特点设计的，儿童肝、肾等器官尚未发育成熟，有些药物无法代谢，可能发生不良反应，甚至导致损害身体，所以家长应尽量选择有明确剂量的儿童药物。

三、出现哪种情况的咳嗽需要看医生

镇咳药和祛痰药是对症治疗的药物，是治标的手段，在服药时需同时进行对因治疗。如果孩子出现持续 2 周以上的刺激性干咳或者咳痰等，可能提示存在其他疾病，应及时去医院就诊，以免延误最佳治疗时间。

当孩子咳嗽出现下列情形之一时，就应看医生：

▲ 剧烈频繁地咳嗽，影响日常生活与休息。

▲ 伴随存在呼吸性问题，如气喘、呼吸急促或伴有呼吸困难。

▲ 嗜睡或异常安静。

▲ 婴儿持续哭泣和发热，不吃奶。

▲ 咳嗽时间超过2周且有加重的趋势。

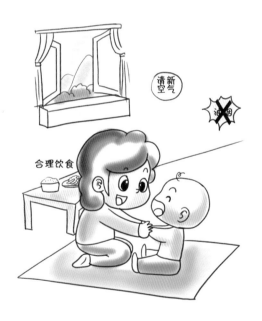

四、如何预防孩子咳嗽？

√ 避免室内空气干燥，勤开窗通风，保持室内空气清新湿润，避免油烟或烟味，以免刺激呼吸道引起咳嗽。如果天气不好，可以使用空气净化器改善室内空气质量；若天气干燥，可以用加湿器增加室内湿度，一般保持在40%～50%即可。

√ 随着环境变化增减衣物，注意保暖，避免着凉，以免引起感冒出现咳嗽等症状。

√ 注意饮食合理，避免吃辛辣、刺激食物，这些可能对呼吸道产生不利影响。

吉林大学第一医院：金海荣

1.3

流感——
抗流感药物
该怎么用?

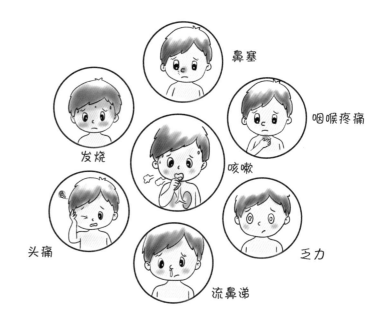

鼻塞

咽喉疼痛

发烧

咳嗽

头痛

乏力

流鼻涕

流行性感冒(简称"流感")与普通感冒相比在我们的生活中发生频率较低,我国每年的流感高发期是从当年11月持续到次年3月。流感的主要症状表现以全身症状为主,包括发热、咳嗽、头痛、肌肉酸痛等,其症状与普通感冒相似,但整体更严重一些。奥司他韦是临床推荐的一线抗流感病毒的口服药物。儿童应该如何正确服用奥司他韦,都有哪些注意事项?缓解流感的其他症状该如何用药?流感疫苗又该如何正确接种呢?下面就给家长们进行详细解答。

一、儿童应该如何正确服用奥司他韦?

奥司他韦是目前治疗儿童流感的首选药,它是一种神经氨酸酶抑制剂,对甲型、乙型流感均有效,可以减少流感病毒在体内的复制,缩短流感病程,降低病死率,且安全性好。奥司他韦有两种剂型,分别是颗粒剂(15mg)和胶囊剂(75mg)。目前我国药品监督管理局已批准奥司他韦用于1岁及1岁以上儿童甲型、乙型流感的治疗和13岁及13岁以上人群的甲型、乙型流感的治疗与预防。美国食品药品管理局已批准奥司他韦用于 1 岁及以上儿童流感的治疗与预防。

奥司他韦最佳服药时间	体重/年龄	治疗剂量（疗程 5 天）	预防剂量（疗程 7～10 天）
出现症状（发热、头痛、肌肉痛、乏力、咳嗽、鼻塞、咽喉疼痛等）后越早用越好。也就是说：发病 48 小时之内服用。若超过 48 小时，通常作用不大，服药不能带来较大的益处	≤15kg	每次 30mg，每日 2 次	每次 30mg，每日 1 次
	15～23kg	每次 45mg，每日 2 次	每次 45mg，每日 1 次
	23～40kg	每次 60mg，每日 2 次	每次 60mg，每日 1 次
	>40kg	每次 75mg，每日 2 次	每次 75mg，每日 1 次
	9～11 月龄	3.5mg/kg，每日 2 次	3.5mg/kg，每日 1 次
	0～8 月龄	3.0mg/kg，每日 2 次	3.0mg/kg，每日 1 次（＜3 月龄的婴儿不推荐使用预防）

注意： 一旦确诊或疑似流感时，对流感儿童的治疗主张 48 小时内尽早给予抗病毒药物治疗，可有效降低住院患儿的病死率、缩短住院时间。

二、儿童服用奥司他韦的注意事项有哪些？

▲ 儿童推荐服用颗粒剂，以便准确控制剂量。

▲ 与食物同服可以减少药物对胃的刺激作用。

▲ 当给孩子服用此药后，家长要严密观察孩子服药后是否发生不良反应。

▲ 如果病情严重，或是住院患儿，或是有发生并发症的高危因素，则超过 48 小时之后仍然可以考虑使用。

▲ 如果任何时候忘记服药，应尽快补服。但如果漏服已经快到下一次预定服药时间，就不要补服了，一定不要把两次剂量一起服用。

▲ 奥司他韦用于治疗流感时的疗程为 5 天，用于预防流感时的疗程为 7～10 天，即使患儿病情中途有好转，也建议遵医嘱服完整个疗程。

▲ 该药最常见的不良反应是胃肠道反应，一般较轻微且可自行缓解，如恶心、呕吐等。但药品上市后也有严重的不良反应报道，如严重的过敏，出现幻觉、抽搐等，所以当给孩子服用此药后，家长要严密观察孩子服药后的反应，不可掉以轻心，一旦出现严重的不良反应应立即停药并就医。

三、出现哪些症状需要立即去医院就诊？

1. 持续高热＞3 天，并伴有剧烈咳嗽，咳脓痰、血痰或胸痛。

2. 呼吸频率快，呼吸困难。

3. 神志改变，如反应迟钝、嗜睡、躁动、惊厥等。

4. 严重呕吐、腹泻，出现脱水表现。

5. 合并肺炎或原有基础疾病明显加重。

注意： 奥司他韦不是神药，如果医生开了奥司他韦吃了后症状没有好转，应尽早去医院就诊。

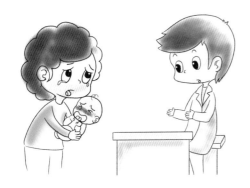

四、缓解流感的其他症状推荐使用的药物

1. 针对发热和全身酸痛等症状

发热达到 38.5℃以上，或宝宝精神状况较差，可使用退热药，如对乙酰氨基酚和布洛芬（具体内容参见 1.1 发热——孩子发热，退热药应该这样用）。

2. 缓解鼻塞、流涕和打喷嚏等症状

家长可用生理性海水清洗患儿鼻腔；可使用减充血剂缓解鼻塞症状，如 0.05% 盐酸赛洛唑啉滴鼻剂（3 岁以下儿童不推荐使用）等，但连续使用不宜超过 7 天；家长也可用抗组胺类药物，如西替利嗪、氯雷他定糖浆等，帮助减少鼻腔分泌物。

3. 缓解咳嗽症状

一般不推荐使用中枢性镇咳药，如患儿干咳影响休息和睡眠，可酌情使用右美沙芬溶液缓解；家长应尽量给患儿多饮水，同时保持温度、湿度适宜，帮助患儿缓解症状。

4. 缓解痰液较多症状

可以选择氨溴索、乙酰半胱氨酸等药物，按照说明书给予剂量即可，注意特殊剂型泡腾片需用温水溶解后再服用，不可直接吞服，以免造成儿童窒息。

五、最佳预防措施——接种流感疫苗

接种流感疫苗是预防流感最有效的手段，可以降低患流感及其发生严重并发症的风险。

服用抗流感病毒药物的预防作用是不能替代疫苗接种的，只能作为没有接种疫苗或接种疫苗后还没获得免疫能力的重症流感人群的紧急临时预防措施。对于儿童接种流感疫苗，多大的孩子适合接种，什么时候接种呢？下面就来为您解答。

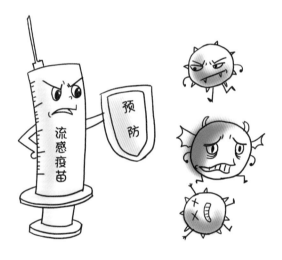

建议≥6月龄的宝宝进行年度流感免疫，目前还没有批准在6月龄以下婴儿中使用灭活流感疫苗。流感疫苗有三价和四价之分，三价的流感疫苗主要是针对三种亚型的流感病毒有防护

的效果，四价的流感疫苗则额外增加了一种亚型。所以条件允许的话，一般首选四价的流感疫苗，因为四价的流感疫苗可防护的流感病毒类型更多，理论上可以提供更好的预防效果。目前的研究数据显示，三价疫苗和四价疫苗相比，共同含有的病毒株的抗体产生在预防效果上是没有差别的。各地的疫苗设置情况不一样，因此不要为了等四价疫苗而耽误了最佳接种时间，建议是当地有哪种就接种哪种疫苗。具体两种疫苗区别详见下表。

疫苗分类	三价（ⅡV3）	四价（ⅡV4）
疫苗所属	裂解疫苗和亚单位疫苗	裂解疫苗
适合年龄段	0.25ml的适合6～35月龄 0.5ml的适合≥36月龄	0.5ml适合≥36月龄
接种次数 （6月龄～8岁）	首次需接种2剂（间隔≥4周） 如果以前接种过疫苗≥2剂的，则建议接种1剂即可	
接种次数 （＞8岁）	仅需要接种1剂	
接种时机	在疫苗可及后尽快接种，如果没赶上，在整个流行季节都可以接种	
免疫应答时间	接种流感疫苗2～4周后，可产生具有保护水平的抗体，6～8个月后抗体数开始衰减	

儿童用药必知
宝贝健康要守护

流感疫苗接种时间： 一般在每年的九、十月进行接种，因为流感是冬春季呼吸道传染病，而机体在疫苗接种后要经过两周左右才能产生有效抗体，所以我们应尽量在流感流行前 1～2 个月接种，才能在流感发生前起到有效预防作用。

六、接种流感疫苗时的注意事项

▲ 6～23 月龄的婴幼儿，患流感后出现重症的风险高，流感住院负担重，应优先考虑接种流感疫苗。

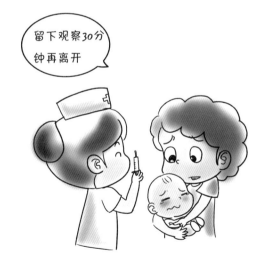

留下观察30分钟再离开

▲ 现有流感疫苗不可以直接给 6 月龄以下婴儿接种，可以通过母亲孕期接种和家人或看护人员接种流感疫苗来预防流感。

▲ 孩子如果在发病期间，是不建议接种疫苗的，这样会导致身体疾病的加重，应等疾病完全康复后再接种。

▲ 由于流感病毒的变异性很大，在流感疫苗接种后，其保护时间不超过 1 年，所以每年的 10 月份最好都接种一次流感疫苗。

▲ 正在服用药物或近期接种过其他疫苗应在接种流感疫苗前告诉医生；服用抗流感病毒药物预防和治疗期间可以接种流感疫苗。

▲ 接种完后应该在接种地点留下观察 30 分钟再离开。

七、预防流感在生活中应该注意哪些细节？

√ 流感疫苗是预防流感最有效的手段，可以在流感高发季节提前接种疫苗。

√ 注意个人卫生，勤洗手、出门戴口罩，打喷嚏时用纸巾遮掩口鼻。

√ 保持室内环境卫生，勤通风。

注射疫苗

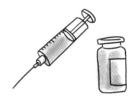

√ 流感高峰期不要去人多的场所。

√ 增强自身免疫力，如增加营养物质摄入，适当锻炼身体等。

吉林大学第一医院：陈岳

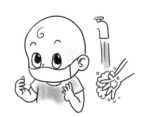

勤洗手，出门戴口罩

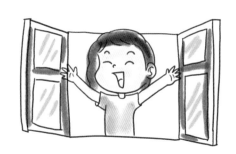

勤通风

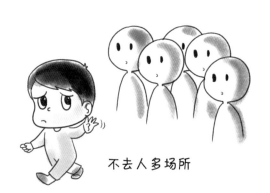

不去人多场所

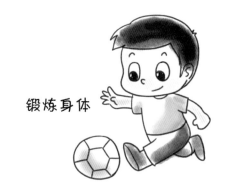

锻炼身体

儿童用药必知
宝贝健康要守护

1.4

腹泻——
止泻药的服用方法
是关键

导致宝宝腹泻的原因有很多，大致分为感染因素和非感染因素，感染因素包括病毒感染、细菌感染、真菌感染、使用抗生素；非感染因素包括饮食因素、气候因素等。腹泻有两个重要特点，即大便的增多和变稀，所以我们看孩子是不是腹泻，单纯依据孩子的排便次数并不可靠，还要关注大便性状的改变情况，比如宝宝原先是软便、条形便，现在变成糊状便或水样便。应对儿童腹泻，家中需要常备哪些药物？

一、儿童腹泻时可能会使用的药物及注意事项

1. 预防和治疗脱水的药物——口服补液盐

很多家长并不知道，孩子腹泻最怕的是脱水，如果能及时补充孩子体内的水分，很多情况下腹泻是可以自行好转的。市面上销售的口服补液盐有多种，一般建议使用口服补液盐（ORS）Ⅲ，因为它能调节肠道的水、电解质平衡，补液止泻效果确切，可以预防和治疗因腹泻引起的轻、中度脱水症状。

用药方法：

▲ 临用前，将1袋量溶解于250ml（水量不能多也不能少）温开水中，随时口服。

▲ 儿童按不同年龄按照说明书规定的补充剂量服用，补充至腹泻停止为止。

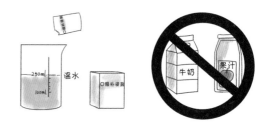

019

第一篇

常见疾病治疗篇

▲ 婴幼儿应用时需要少量多次给予。

▲ 注意，不要用牛奶、果汁代替温水溶解口服补液盐（ORS）Ⅲ。

2. 改善肠道微生态环境——益生菌制剂

儿童腹泻时可以适当补充益生菌制剂，通过抑制体内有害菌群过度繁殖，调整肠道内的细菌平衡，促进胃肠道功能恢复。例如双歧三联活菌散、鼠李糖乳杆菌、枯草杆菌二联活菌颗粒、酪酸梭菌活菌散等。

用药方法：

▲ 需加入适量温水（40℃以下）混合后服用。

▲ 与抗生素合用时，一般益生菌应间隔 2 小时以上，以免抗生素杀死活菌导致失效；但对抗生素不敏感的益生菌除外，如布拉氏酵母菌散。

▲ 储存时应注意根据说明书要求的温度避光储存。含双歧杆菌的益生菌必须 2～8℃ 保存，其他菌属多数可以常温保存。

3. 肠道黏膜保护剂——蒙脱石散

蒙脱石散可以保护胃肠道黏膜、吸附病原菌及毒素、提高黏膜屏障防御功能，可以缩短儿童腹泻病程，减少腹泻排便次数和量。

用药方法：

▲ 本药必须在餐前服用，而且与其他药物同服需间隔 1 小时以上。

▲ 1 包蒙脱石散（3g）需用 50ml 水溶解后服用。

▲ 如出现便秘时，可减量或暂停服用。

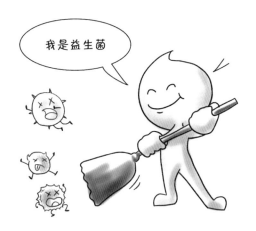

我是益生菌

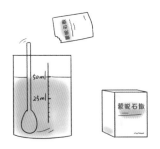

4. 补充微量元素——锌

补充锌有利于缩短儿童腹泻病程、降低腹泻的严重程度和脱水的危险。腹泻患儿应从能进食开始就补锌，代表药物有硫酸锌糖浆、葡萄糖酸锌口服液等。补锌的剂量为 6 个月以下小儿每天补充硫酸锌 50mg 或葡萄糖酸锌 70mg，6 个月以上的小儿每天补充硫酸锌 100mg 或葡萄糖酸锌 140mg，连续补充 10～14 天。

二、孩子腹泻，家长千万不要给孩子乱吃药

有些药会对身体造成伤害，治疗儿童腹泻时要慎重使用。每年因为用药不当，我国约有 3 万名儿童陷入无声世界，造成肝肾功能损害、神经系统受损的更是不计其数。儿童腹泻大多数是由病毒感染和消化不良引起的，一般不推荐使用抗生素。是否需要使用抗生素要让医生进行评估，不要自行服用。如需使用抗生素，药物种类和服用疗程要严格遵医嘱执行。下面这几种药物在使用时要特别注意：

1. 氨基糖苷类药物

代表药物有阿米卡星、庆大霉素等，此类药物连续使用会损害孩子的听神经，并且具有肾毒性，因此 18 岁以下小儿慎用或禁用。

2. 喹诺酮类药物

代表药物有诺氟沙星、环丙沙星、左氧氟沙星等，此类药物用于成人腹泻较多，小儿使用可能会导致跟腱断裂、负重骨关节软骨组织损伤，故 18 岁以下未成年人禁用。

3. 洛哌丁胺（易蒙停）

该药适用于治疗各种病因引起的急、慢性腹泻，但其用于低龄儿童易导致药物不良反应，如影响中枢神经系统等。因曾有新生儿用药致死的报道，故国内外均限制其用于低龄儿，我国易蒙停药品说明书中注明：5 岁以下儿童禁用。

三、孩子腹泻有下列情况必须看医生

家长们要注意，当孩子出现以下情况时，必须及时去医院治疗，否则可能会延误病情。

1. 年龄＜6 月龄，伴有慢性病、基础病史。

2. 不能正常饮食。

3.伴随频繁呕吐、无法口服给药。

4.病情非常严重，如高热（＜3月龄38℃以上，＞3月龄39℃以上）、精神状况非常差、呕吐严重等。

5.出现了脱水的症状，具体表现是连续4小时没有排尿，口腔黏膜比较干燥，哭不出眼泪等。

四、如何科学地预防腹泻？

√ **勤洗手：** 宝宝在饭前、便后或外出玩耍回家时，要及时洗手，以防病从口入。

√ **科学加工食物：** 生活中一定要注意不能给孩子吃生冷发硬不易消化的食物，并且不要吃得太多太饱，以免加重胃肠道负担。

√ **少接触病菌：** 外出时尽量不吃一些不正规商贩销售的卫生条件差的饮食。

√ **增强抵抗力：** 儿童处于生长发育阶段，对外界抵抗力较弱，容易发生腹泻。平时应加强户外活动来提高对自然环境的适应能力和机体的抵抗力。

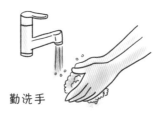

勤洗手

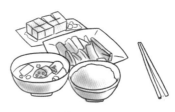

科学加工食物

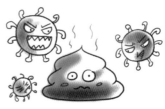

少接触病菌

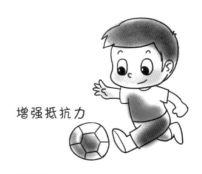

增强抵抗力

接种疫苗

✓ **接种疫苗积极预防：** 可以在秋冬轮状病毒流行季节来临前，接种轮状病毒疫苗。接种后虽然不能 100% 预防，但可使孩子发生轮状病毒感染机会明显减少，而且即使出现了感染，病情也会较轻，并且病程较短。

腹泻会导致孩子排出大量体液和未吸收的营养物质，严重时可导致脱水和营养不良，但在腹泻的同时也随之排出了大量的病菌和毒素。所以只要腹泻时适当用药，注意预防和治疗脱水症状，及时补充营养，大多数腹泻是可以自行缓解的。

青岛大学附属医院：魏欣欣

1.5

便秘——
缓解便秘，泻药选择
要慎重

便秘和腹泻一样，也是孩子比较常见的疾病。当孩子缺少液体、水果蔬菜或高纤维谷类摄入时，因大便中固水物质不足，形成干结大便导致便秘。有些孩子没有养成良好的排便习惯，因为之前大便时感到过疼痛而抗拒排便，使粪便变得坚硬，让排便更加痛苦。看着涨红脸，口中"哼哼唧唧"，一脸痛苦表情的孩子，您一定很着急。别太担心，孩子的消化功能还比较薄弱，通过膳食调理，适量运动，保持心情愉悦，再加上合理用药是可以预防和缓解孩子便秘的。

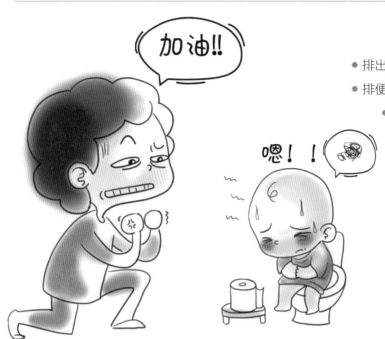

- 排出的粪便坚硬、干结。
- 排便时伴随疼痛。
- 年龄较小的婴儿排便时背部会拱起并且哭闹不止。
- 大一点的孩子会有意识地不肯去厕所。

需要注意的是：孩子排便不规律、间隔时间长、排便较费劲等情况都不属于便秘，只有大便干结同时伴有排便困难才属于便秘。

一、怎么判断孩子是便秘了？

便秘是儿童消化系统疾病中的常见疾病，主要表现为排便次数减少、排便困难、粪便干结。很多家长会把排便困难、费力作为判定宝宝便秘的唯一标准，其实这是不严谨的，那么孩子便秘时具体有哪些表现呢？

- 排便次数一周少于 3 次。

二、缓解便秘可选择的药物及注意事项

对于大多数轻度或短暂性便秘的孩子来说，通过一些简单的饮食改变就能改善便秘，比如多进食粗纤维的水果或蔬菜，如苹果、梨、香蕉、火龙果、柚子、白菜、菠菜、油菜等。但是对于一些无法通过饮食来改善的顽固性便秘，就需要使用药物来治疗。治疗儿童便秘的药物主要分为泻剂、软化剂 / 润滑剂、微生态制剂（益生菌）三类，其代表药物及使用注意等见下表。

儿童便秘常用药物一览表

药物类型	代表药物	作用机制	不良反应	注意事项
泻剂	乳果糖 聚乙二醇	缓解粪便嵌塞，恢复排便的规律性、舒适性	反复过量使用易发生腹泻、腹胀，增加产气和腹痛，还可能伴有镁、钠、磷等多种离子含量增高	注意使用剂量，遵医嘱或咨询药师 聚乙二醇只适用于 8 岁以上儿童
软化剂 / 润滑剂	开塞露	肛门给药，刺激肠壁引起排便	长期使用会导致脂溶性维生素的缺乏，且易产生依赖性	不建议长期使用，仅在急用的情况下遵医嘱使用
微生态制剂（益生菌）	枯草杆菌二联活菌颗粒 双歧杆菌三联活菌散	调节肠内菌群生态平衡	免疫缺陷、抵抗力低下的儿童慎用；警惕过敏反应的发生	不能使用温度过高的水溶解；避免使用抗菌药物，如必须同时口服，则至少需要间隔 2 小时以上

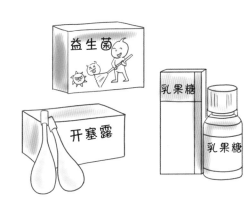

1. 乳果糖

它是非常安全的治疗和预防便秘的药物，口服乳果糖后药物不被人体吸收，不良反应较少。

用药方法：

▲ 本药需要在早餐时一次服用。

▲ 注意按说明书选择与儿童年龄相当的剂量，见效后逐渐减量。

▲ 一般 1～2 天就会见效，如果服用 2 天后没有效果，可以加量服用。

2. 开塞露

它可以刺激肠壁，让孩子一次排尽大便，解决眼前排便困难的暂时问题，但不能解决此次便秘的所有问题，而且长期使用会产生心理依赖性。

用药方法：

▲ 选用儿童专用型开塞露。

▲ 在开塞露药物颈部开口处和孩子肛门附近涂些橄榄油。

▲ 将开塞露药物颈部轻轻插入肛门，进入直肠，挤出药液。

▲ 拔出开塞露后，用手夹住肛门，保持数分钟并协助孩子排便。

3. 微生态制剂

即益生菌的使用注意事项，详见"1.4 腹泻——止泻药的服用方法是关键"。

需要注意的是： 对于常规用药处理仍然不能解决的便秘，应去医院做进一步诊断，因为其他疾病，如乙状结肠器官自身过长、食物过敏等也会导致便秘，只有找到真正病因才能彻底解决便秘问题。

三、儿童便秘用药误区

× 服清热解毒类中成药通便。

很多家长认为孩子便秘是因为上火，就给孩子吃清热解毒类中成药，如芦荟胶囊等，其实这是治疗儿童便秘的一个误区。因为长期服用清热解毒类药物会导致肠道蠕动功能丧失，使便秘演变为顽固性便秘，甚至还会导致肠道黏膜病变。

× 治疗便秘只图一时之快。

因为孩子便秘时会哭闹，家长一时情急，为追求立竿见影的效果就给孩子选择促进快速排便的药物，如开塞露等。但是开塞露只能解决暂时的便秘症状。盲目图快，治标不治本，会使孩子过分依赖药物，产生"越排不出越用药，越用药越不能自主排便"的恶性循环。

× 过分依赖药物，忽视生活调理。

其实很多孩子的便秘与膳食结构、饮食行为、运动等有着密切的关系。培养孩子良好的生活和排便习惯，以及调整饮食结构，不过分依赖药物治疗才是预防和缓解便秘的最佳方法。

四、如何预防儿童便秘？

养成良好的生活、饮食习惯是预防便秘的有效方法。

1. 对于 12 个月以下的婴儿

√ 母乳喂养。母乳喂养的婴儿很少发生便秘。

√ 确保在婴儿饮食配方中的加水量是合适的。

2. 对于 12 个月以上的幼儿

√ 保证日常饮食的多样性：如多吃高纤维食物，多吃水果、蔬菜，切忌单一饮食。

√ 保证每日喝足量的水：当天气变热或孩子活动增多时更要注意及时补水。

√ 每日积极锻炼身体：鼓励孩子多参加户外运动，适当运动可有效增加肠道蠕动，促进排泄。

√ 排便训练：要养成每天固定时间排便的习惯，孩子一旦有便意，应该鼓励及时排便。通过训练，可以建立排便的条件反射，消除便秘症状的反复发生。

便秘虽然不是严重疾病，但有时候治疗效果也可能不理想，用了上面这些方法，孩子的便秘没有改善，同时孩子伴有腹胀、营养不良等情况时需要及时找医生复查，必要时需要找外科医生检查。

吉林大学第一医院：刘雅娟

1.6

鼻炎——
教你正确使用
鼻喷雾剂

每到换季时，有好多小朋友会出现打喷嚏、流鼻涕、鼻塞、鼻痒等现象。当家长发现孩子经常出现呼吸不畅通，睡觉时鼻子发出呼呼的声音，而且鼻子不通气时就一直采用口呼吸，即使按时吃感冒药也一直反反复复不见好，家长就要留心孩子得的可能不是感冒，而是"鼻炎"。孩子一旦患有鼻炎，会导致鼻腔狭窄而影响通气，使全身各组织器官出现不同程度的缺氧，出现记忆力减退、智力下降、周期性头痛、头昏等症状，对孩子影响较大。因此，家长一定要重视。

鼻炎的症状

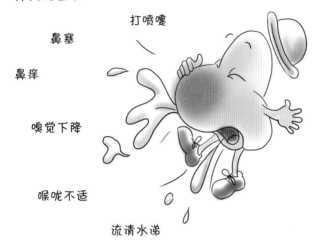

打喷嚏

鼻塞

鼻痒

嗅觉下降

喉咙不适

流清水涕

目前认为引起孩子过敏的原因主要有两点，一是吸入性过敏原，如花粉、尘螨、动物皮屑等；二是食入性过敏原，如牛奶、大豆、花生、坚果、鱼、鸡蛋、苹果、梨等；当然也与遗传有关，父母如果是过敏体质，那么孩子发生过敏性鼻炎的概率会比别的孩子大一些。

二、儿童过敏性鼻炎可以选择哪些药物？

过敏性鼻炎的治疗需要防治结合，防治原则包括环境控制、药物治疗、免疫治疗和健康教育。环境控制主要是尽量避免孩子接触过敏原。当孩子有过敏性鼻炎的症状时，比如大量流鼻涕，开始连续打喷嚏，可以先用生理盐水清洗鼻子。有时过敏原是细小的颗粒物，因附

一、儿童普通感冒与过敏性鼻炎的区别

儿童过敏性鼻炎的症状易与普通感冒混淆，其主要区别点是过敏性鼻炎不会引起全身发热、头痛，且鼻部症状较为明显，详细区别见下表。

普通感冒与过敏性鼻炎的区别

疾病	发作季节	症状持续时间	发热及全身不适	咽痛	眼痒	鼻涕颜色	鼻痒/喷嚏	过敏原检测	个人及家族史
普通感冒	冬、春季高发	7～10天	多数	多数	无	初为白色，后可变为黄色	轻或中度	阴性	无特殊
过敏性鼻炎	每年固定时期或常年	一般＞2周	无	无	多数	清水样	较明显	阳性	可有湿疹、反复咳嗽及过敏史，可有家族过敏史

着在鼻腔而引起过敏反应，此时用生理盐水冲洗一下鼻腔，可以有效缓解过敏性鼻炎的症状，是最常用的方法。

如果过敏性鼻炎比较严重，那么就需要配合医生进行药物治疗。根据患儿过敏性鼻炎的轻重程度不同，药物的选择亦不同。一般来讲，轻者可以采取口服抗组胺药物治疗，中重度者需要采取鼻用糖皮质激素、抗组胺药物和／或白三烯受体拮抗剂联合用药，详细介绍见下表。

药物类别	代表药物	作用	注意事项
抗组胺药物	氯雷他定、西替利嗪（口服制剂）	改善鼻痒、喷嚏和流涕	疗程不少于 2 周。5 岁以下推荐使用糖浆（注意：在做青霉素等药物的皮试前 48 小时应停用本品，因抗组胺药物能阻止皮试的阳性反应发生或降低其发生率，增加孩子的用药风险）
鼻用糖皮质激素	布地奈德鼻喷雾剂、糠酸莫米松鼻喷雾剂、丙酸氟替卡松鼻喷雾剂（外用制剂）	抗炎、抗过敏、抗水肿，减轻鼻部症状	主要用于中重度儿童过敏性鼻炎。使用鼻用糖皮质激素的每个疗程原则上不少于 2 周
白三烯受体拮抗剂	孟鲁司特钠（口服制剂）	改善鼻塞症状	更适用于学龄前鼻塞较重的患儿
血管收缩剂	伪麻黄碱（外用制剂）	减轻鼻部症状	可短期局部使用，连续使用不超过一周；儿童不建议服用

三、如何正确使用鼻喷雾剂

注意：以下操作对于年龄比较小的孩子较难，需要家长协助、配合。

1. 摇动　喷前轻轻振摇瓶子，拔掉瓶盖，用拇指托在瓶底，食指与中指分别放在喷头的两侧，夹住喷头。

2. 检查　第一次用药前或超过 1 周以上没有使用，应充分摇匀药瓶后对空气喷压数次，直至喷出均匀液体喷雾为止。

3. 清洁鼻腔　用药前擤尽鼻涕，可辅助使用盐水冲洗清洁鼻腔，有利于药物均匀、充分作用于鼻腔黏膜。

4. 喷药　喷嘴插入宝宝鼻孔少许，另一只手按住宝宝另一侧鼻孔。注意喷嘴应略朝向鼻

如何正确使用鼻喷雾剂

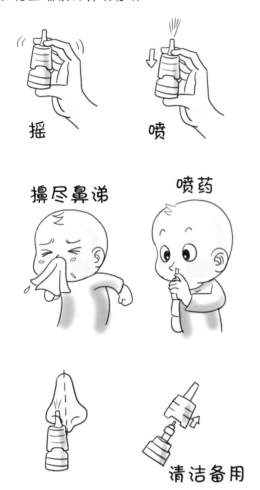

摇　　　　喷

擤尽鼻涕　　喷药

清洁备用

腔外侧，不能对着鼻中隔；头稍前倾，瓶子直立，用鼻吸气并按压装置。喷完药应注意避免头部立马仰起，防止药液从鼻腔流到咽喉部，如果药液不慎流入喉咙，应尽快吐掉，不可吞咽。

5. 清洁备用　使用纱布或手帕擦干喷嘴。每 4 日将盖子拔掉用温水清洗，干燥后才可重新安装使用。

四、使用鼻喷雾剂的注意事项

√ 鼻喷雾剂只能用于鼻腔，不能口服。

√ 鼻腔喷药时，应避免朝向鼻中隔喷药。

√ 抽出喷嘴前压住喷雾器，防止倒吸。

√ 喷药后，轻轻捏住每个鼻孔外部约 5 秒钟；喷完药液 15 分钟内，应避免擤鼻涕。

√ 有些鼻喷雾剂气味不佳，使用后可通过喝水来减少喷雾进入咽喉后部的不适感。

√ 应严格按照正确的给药剂量喷鼻，切不可因暂时的效果不佳而随意加大用量或增加用药次数。

√ 请按说明书上的储存方式保存药物，置于干燥阴凉处及儿童不能接触的地方。启用后最多应用 4 周。

过敏性鼻炎的治疗任重而道远，需要孩子、家长以及医生和药师的密切配合与共同努力。尽量让孩子避免接触过敏原，规范用药，控制发作期间的症状，就能很好地预防和减少合并症的发生，减缓疾病发展的进程。虽然不一定能"根治"，但是可以做到很好地控制。

青岛大学附属医院：李文静

1.7

湿疹——
外用糖皮质激素的
正确使用

小儿湿疹是十分常见、由内外因素引起的一种过敏性皮肤炎症性疾病，具有伴明显瘙痒、易反复发作的特点，主要症状表现为皮肤发红、皮疹，皮肤粗糙等。一般在宝宝出生后第二或第三个月开始发生，多出现在前额、两颊、下颌及耳后、四肢的伸侧，严重时可至全身，开始为红斑、小丘疹，随后融合成水肿性斑片，继而渗液、结痂、脱落。婴幼儿期更为常见，故又被称为"奶癣"，也可迁延至儿童和成人期，严重影响患儿及其家庭成员的生活质量。治疗湿疹最主要、见效最快的局部用药便是众人谈之色变的"激素"，确切地说，是涂抹在皮肤上的外用糖皮质激素。面对患有湿疹的宝宝，外用糖皮质激素在选择和使用上应注意哪些事项呢？日常生活中应如何进行护理呢？

一、家长们可以自行给孩子挑选外用激素类药物治疗湿疹吗？

针对儿童的中、重度湿疹，首选外用糖皮质激素类药物，但是对于没有医药学专业知识背景的家长们来说是很难选择的，因为激素类药物是处方药，而且市面上销售的有几十种之多。临床上将常用的外用糖皮质激素按照其作用强度分为超强效、强效、中效和弱效 4 类，医生会根据患儿的年龄、病情严重程度、部位和皮损类型选择不同强度和剂型的药物。例如，弱效激素如氢化可的松、0.05% 地奈德乳膏；中效激素 0.1% 糠酸莫米松乳膏、0.1% 曲安奈德乳膏等。不同作用强度的激素针对不同部位、不同年龄的使用要求也是不同的，所以家长们一定要在专科医生的指导下购买和使用。

二、外用糖皮质激素的使用方法和注意事项

用药方法：

▲ 涂抹药量：从一个 5mm 内径的药膏管中，挤出一段软膏，恰好达到由食指的指端至远端指间关节横线间的距离长度的药量，约为0.5g，可以供双侧手掌均匀涂抹一遍，据此可以推算相应的用药量。适量涂抹，避免全身大面积涂抹。

▲ 特殊部位：柔嫩部位如面部、眼周、颈部、腋窝、腹股沟、股内侧、阴部等皮肤薄，吸收率高，更易发生不良反应，禁用强效制剂；毛发浓密部位如头皮，软膏剂涂抹后难以清洗，可选凝胶、洗剂及溶液剂等。

涂抹药量

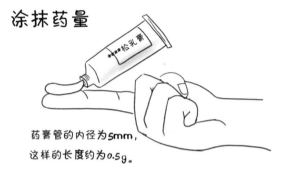

药膏管的内径为5mm，
这样的长度约为0.5g。

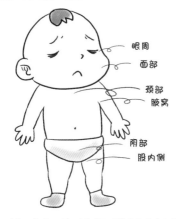

特殊部位

眼周
面部
颈部
腋窝
阴部
股内侧

特殊部位禁用强效制剂

注意事项：

▲ 一般每日用药1～2次，每次适量即可，无须厚涂和多次涂抹；不得涂抹于皮肤破溃处。

▲ 如果同时使用几种以上药膏，每种药膏之间最好间隔30分钟左右；不宜大面积长时间使用，使用面积尽量不要超过体表面积的1/3，同一部位连续用药尽量不要超过2周。

▲ 婴儿尿布区相当于封包区域，使用软膏会增加吸收，该部位应遵医嘱慎用。

▲ 超强效激素和强效激素连续用药不应超过2～3周；不应大面积长期使用。

▲ 中效激素可以连续应用4～6周；< 12岁儿童连续使用尽量不超过2周；不应大面积长期使用。

▲ 弱效激素可以短时较大面积使用，必要时可以长期使用。

三、使用糖皮质激素药膏治疗湿疹的误区

✕ **坚决抵制使用。**

外用糖皮质激素药膏是治疗湿疹的首选药物，若武断地将激素拒之门外，会让原本很容易控制住的小面积湿疹拖成大面积不易控制的难治性湿疹，延误治疗，后悔莫及。激素影响内分泌系统而抑制生长的不良反应通常是长期、大量使用时才会产生。与其盲目地使用成分尚不完全明确的各类"纯天然、不含激素的湿疹药膏"，不如明明白白地使用外用糖皮质激素药膏。

✕ **过度滥用。**

一旦用过"激素"，其疗效往往会让人惊喜，有的家长当孩子出现任何皮肤问题时都要涂上一

涂。然而"激素"不是万能的，过度滥用是万万不能的，一定要对症用药。糖皮质激素有明确的抗炎、抗过敏、抑制免疫及抗增生作用，但也可能诱发或加重局部感染，如加重痤疮、疥疮，导致皮肤萎缩。对于真菌、细菌、病毒等引起的皮肤感染，如酒渣鼻、痤疮、口周皮炎、皮肤溃疡等其并非首选，必须评估风险和效益比，在充分控制原发病的基础上方可考虑使用。擅自长期大量使用，可造成多毛症、皮肤萎缩、继发感染、皮肤条纹状色素沉着等不良反应。

四、儿童轻度湿疹，皮肤保湿和做好清洁很关键

1. 一定要保湿

湿疹部位的皮肤怕干，保持皮肤滋润，可控制湿疹的反复发作，因此保湿是护理湿疹皮肤的关键。在宝宝的日常护理和患湿疹期的基础治疗上，可选择霜、乳类低敏润肤产品，足量多次涂抹，每日至少使用两次，注意避免选用含花生或燕麦成分等具有致敏风险的润肤剂。同时，要根据湿疹的严重程度来选择联合使用外用激素，尤其是发生感染时，单独使用润肤剂而无有效的抗炎治疗，会显著增加发生播散性细菌和病毒感染的风险。

2. 保持皮肤清洁，定期清洗

洗澡次数夏季可控制在每日1～2次，冬季可控制在隔日1次；选择盆浴更佳，水温控制在32～37℃为宜，时间控制在5分钟，最后2分钟可加入润肤油，不可使用香皂。可适当选用弱酸性沐浴露，不必每次洗浴均使用，使用频率可控制在每周1～2次，主要以清水洗浴即可。

一定要保湿

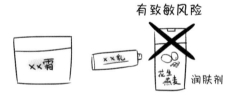

每日至少两次

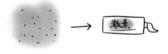

依据湿疹的严重程度选择联合使用外用激素

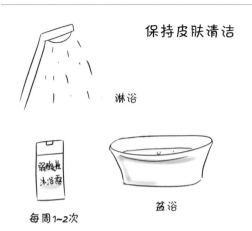

保持皮肤清洁

淋浴

弱酸性沐浴露

每周1~2次

盆浴

五、如何正确家庭护理儿童湿疹

1. 饮食和接触物质方面

及时寻找病因和诱发湿疹加重的因素，加以避免。可通过过敏原检测查找过敏原，明确致敏物质后，有针对性地避免接触，在保障宝宝营养需求的前提下，避免食用致敏食物。如母乳喂养，母亲也应严格控制饮食，避免食用宝宝致敏食物，避免大量食用蟹、虾、海鱼、鸡蛋等风险食物，患有湿疹期间，禁止食用辣椒、虾、鱼等具有刺激性的食物，以免加重湿疹。

2. 居住环境方面

应保持适宜的温度和湿度，温度一般控制在20～25℃为宜，湿度一般控制在40%～60%为宜。家中可以放置温度计及湿度计，便于掌握室内温湿度情况。室内尽量不养植物和动物、不铺设地毯，以减少诱发因素。每日保持室内干净整洁，进行开窗通风换气。

3. 衣物方面

为宝宝选择宽松、柔软的棉质面料衣物，避免穿着化纤类、丝或毛织衣物，穿着衣物不宜过多，保持衣物整洁，及时清洗更换衣物，将干净衣物和需要清洗的衣物分开放置。需使用尿布的宝宝应勤换尿布，做到保持其会阴部、臀部及其他皮肤部位的清洁、干燥；母乳后要及时清理残留在宝宝皮肤上的奶汁、唾液等。

4. 行为方面

家长应避免直接亲吻宝宝，以免口中细菌感染宝宝皮肤。经常修剪宝宝指甲，以免其抓挠患处造成皮肤感染，也可用棉布将宝宝手指包裹，避免其抓挠。控制宝宝在阳光和紫外线下的接触时间，不宜过长。

吉林大学第一医院：陈秋燃、王相峰

西京医院：葛洁

1.8

中耳炎——服用抗菌药物很必要

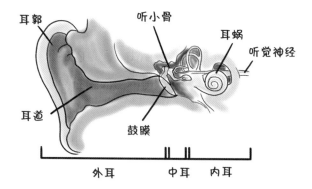

耳部结构图

耳郭　听小骨　耳蜗　听觉神经　耳道　鼓膜

外耳　中耳　内耳

中耳炎是一种比较常见的儿科疾病，它是由于咽鼓管功能障碍，细菌和病毒等病原体进入鼓室，引起中耳腔黏膜感染或免疫反应所致。儿童的学龄前期是该病的高发年龄段，其中急性中耳炎多发于冬春季节，且与上呼吸道感染有关。该病的特征性表现是出现耳痛、耳鸣、听力下降等，可伴或不伴随全身症状。

一、为什么儿童更容易得中耳炎？

因儿童的咽鼓管功能较成人差，且解剖结构短而平，阻碍了中耳的通气，在有一些感染因素时，如发生细菌和病毒感染，中耳分泌物不容易排出，容易形成中耳积液，所以儿童更容易得中耳炎。

家里的孩子如果有这样的表现：如发热、常拉耳朵、耳朵疼痛、时常耳鸣、耳朵流脓和听力减退等，就要警惕可能是得了中耳炎，需要尽快去医院的耳鼻喉科进行耳部内镜检查，明确是否为中耳炎，明确严重程度和类型，按时遵医嘱用药治疗，并定期复查。

二、儿童中耳炎的治疗和注意事项

儿童中耳炎一般与近期的上呼吸道感染有关，感冒、鼻炎等均可能伴有发热、耳痛等症状，要采取对因抗感染治疗，同时进行对症退热、镇痛治疗。在药物治疗方面，常用的是抗菌药，如何选择要依据医生的判断，早期识别、尽快就医是治疗中耳炎的关键。

1. 对症退热、镇痛治疗

可以给孩子服用对乙酰氨基酚或布洛芬，按照说明书标注的剂量服用即可。不建议患中耳炎的儿童吃感冒药、咳嗽药，或者一些成分复杂的复方制剂，因为联合使用药物容易过量导致不良反应发生率增加。

2. 对因抗感染治疗

原则是我们要给＜2岁的宝宝（较小的宝宝容易因耳部感染引起其他并发症）、高热（≥39℃）或双耳感染的宝宝（提示病情较重）应用抗菌药物。

年龄段	应用抗菌药物的情况
＜6月龄	立即使用抗菌药物治疗
6月龄＜年龄≤2岁	1. 急性感染伴耳漏或高热（≥39℃） 2. 双侧急性感染 3. 单侧急性感染不伴耳漏，观察48～72小时后症状未好转
＞2岁	1. 急性感染伴耳漏或伴高热（≥39℃） 2. 双侧或单侧急性感染不伴耳漏，观察48～72小时后症状未好转

小贴士：
滴耳剂的正确
使用方法

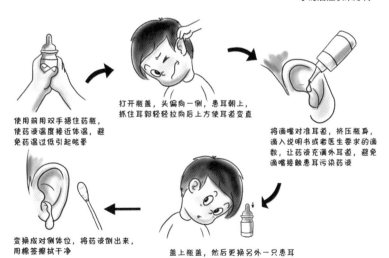

使用前用双手握住药瓶，
使药液温度接近体温，避
免药温过低引起眩晕

打开瓶盖，头偏向一侧，患耳朝上，
抓住耳郭轻轻拉向后上方使耳道变直

将滴嘴对准耳道，挤压瓶身，
滴入说明书或老医生要求的滴
数，让药液充满外耳道，避免
滴嘴接触患耳污染药液

盖上瓶盖，然后更换另外一只患耳

变换成对侧体位，将药液倒出来，
用棉签擦拭干净

三、儿童中耳炎会不会留下后遗症，影响听力？

儿童中耳炎不是小病，家长们一定要重视。急性中耳炎如果不及时就医评估治疗，可能引起鼓膜穿孔、中耳粘连硬化，这些可能会导致宝宝听力下降，也有可能导致中枢神经系统感染，比如脑膜炎、脑脓肿等。因此如果宝宝出现上述症状请及时就医，让专业的医生进行评估，制订科学的治疗方案。

中耳炎的治愈时间取决于感染的严重程度、病菌的毒力、患儿的年龄及免疫状况，以及是否按照剂量和疗程正确用药等。一般情况下，相关症状会在用药后一周内缓解，但是如果伴有中耳积液，由于其吸收较慢，可能需要一个月到数月，这也许会影响到孩子的听力，但是不必担心，这通常是一个可逆的过程。

特殊情况： 如果是反复多次发作的中耳炎（半年超过 3 次或一年超过 4 次），或者明显影响听力，且半年无好转，则需要考虑是否手术治疗。所以中耳炎后期积极配合复查也是很重要的。

四、怎样预防儿童中耳炎的发生？

√ 儿童中耳炎与感冒和鼻炎引起的继发性感染有关，因此要提高宝宝免疫力和接种相关疫苗（流感疫苗、肺炎疫苗）来预防感染。

√ 养成讲卫生的好习惯，要勤洗手，保证手卫生。督促宝宝不要用小手去抠鼻子、耳朵，不要吃不卫生的东西。

√ 给宝宝洗澡时应避免耳朵里进水，游泳时更应注意这一点。如果宝宝耳内进水了，不要用手扣，将外耳的水用消毒棉签蘸取擦干，观察两天后如果耳内仍有不适的感觉，应及时就医。

√ 换季时注意防寒保暖，同时加强锻炼，提高免疫力。

内蒙古自治区人民医院：乌日汗、罗璇

西京医院：葛洁

1.9

结膜炎——眼药水不能随意滴

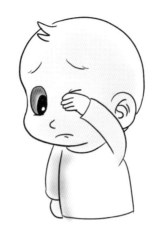

结膜炎，我们通常也把它叫做"红眼病"，是由微生物（病毒、细菌和衣原体等）感染、外界刺激、过敏或眼内异物导致的。结膜炎在儿童期是很常见的，它属于眼科常见疾病。儿童发病更频繁的原因主要是自身的眼表保护屏障较脆弱，结膜组织的通透性较强，当受到病原菌感染、过敏时，就容易引起结膜炎的发生。

一、孩子经常揉眼睛是结膜炎吗？

孩子揉眼睛有很多原因，比如倒睫、结膜炎、有异物、视觉疲劳和眼睛干涩等。家长需要先观察一下孩子的眼睛，有没有充血、肿胀、分泌物等，询问有没有刺痛感、发痒、干涩、异物感、经常流泪等症状，上述症状明显时患结膜炎的可能性较大，需要及时就医。

二、不同类型结膜炎的治疗药物及注意事项

注意：患结膜炎不能随意使用眼药水！ 这里要提醒家长，绝不可以乱用药，因为不同原因引起的结膜炎需要用不同种类的药物来治疗，盲目用药可能耽误治疗、延长病程。儿童常见的结膜炎包括病毒性结膜炎、细菌性结膜炎、过敏性结膜炎和非特异性结膜炎等几个类型，在治疗上需要遵医嘱用药。

不同类型	药物	注意事项
细菌性结膜炎	红霉素眼药膏（推荐）	眼药膏尽量涂抹在眼睑内侧，每天 2～3 次，每次 1～2cm，持续 5～7 日。 避免接触其他黏膜，如口、鼻等。 用药后有灼烧感请停用，并进行局部冲洗后就医
	左氧氟沙星滴眼液	1 岁以下儿童不建议使用。 不宜长期使用。 不推荐常规用于细菌性结膜炎的治疗，若因佩戴隐形眼镜而罹患细菌性结膜炎时可以应用。 0.5%溶液： 第 1 天和第 2 天，清醒时每 2 小时滴 1～2 滴，每天最多 8 次。 第 3～7 天，清醒时每 4 小时滴 1～2 滴，每天最多 4 次
	妥布霉素滴眼液 / 眼膏	不宜长期使用。 可应用于 ≥2 个月的婴儿、儿童和青少年。 滴眼液：轻度至中度感染，每 4 小时向患眼滴 1～2 滴。严重感染，最初每小时滴 2 滴，直到好转，然后适当减少滴眼次数。 眼膏：轻度至中度感染，2cm 左右涂入眼睑内，一天 2～3 次；严重感染，2cm 左右涂入眼睑内，每 3～4 小时 1 次，直至改善，然后适当减少次数
	更昔洛韦眼用凝胶制剂	医生开具处方后方可应用更昔洛韦眼用凝胶制剂。 更昔洛韦滴眼液不推荐用于儿童
	干扰素类滴眼液	在医生开具处方后方可应用
	阿昔洛韦眼膏	≥2 岁的儿童和青少年：眼睑内涂 1 cm 左右，每天 5 次（清醒时每 3 小时 1 次），直到角膜溃疡愈合，然后再涂 1 cm，每天 3 次，共 7 天。 请在医生开具处方后应用
过敏性结膜炎	人工泪液、抗组胺眼药	可以选用玻璃酸钠滴眼液，每次 1 滴，每日 3～4 次。 0.05% 依美斯汀，每次 1 滴，每日 2 次。 1% 奥洛他定滴眼液，每次 1～2 滴，每日 2 次。 建议 3 岁以上儿童应用
非特异性结膜炎	保湿润滑眼药	无特殊推荐。 需要注意年龄较小的儿童对这些眼药辅料的过敏现象

点眼药膏的正确方法

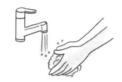

1.用肥皂请洗双手

2.轻拉下眼睑，准备点眼。
此时，注意瓶口不要接触
到眼睑或睫毛

3.溢出的眼药膏，用
请洁纱布或纸巾擦拭

点眼药水的正确方法

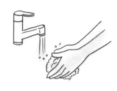

1.用肥皂请洗双手

2.轻拉下眼睑，准备点眼。
此时，注意瓶口不要接触
到眼睑或睫毛

3.点眼后闭上眼
睛约1~3分钟

4.溢出的眼药水，用
请洁纱布或纸巾擦拭

三、结膜炎会传染给家人吗?

病毒性、细菌性结膜炎都有很强的传染性，一般通过接触眼睛的分泌物或接触被分泌物污染的物体传播。所以患结膜炎的孩子不要与家庭其他成员共用毛巾、纸巾、手绢、枕巾、枕头、床品等，同时不要去幼儿园或学校接触其他人。

四、怎样预防儿童结膜炎的发生？

√ 教孩子正确、有效的洗手方法，不用脏手揉眼睛，接触脏东西后、用餐前后、咳嗽、打喷嚏后要洗手。如果在户外不方便洗手，也可以用一些含酒精的免洗洗手液消毒擦手，注意要擦拭整个手部及手腕，让手消液体或凝胶自然晾干。

√ 如果同学或家庭成员出现结膜炎时，应注意交叉感染的发生。已感染结膜炎的孩子要注意隔离，避免去公共场所，防止将疾病传染给他人。

√ 充足的睡眠、均衡的营养、适度的锻炼能提高孩子的免疫力，降低感染风险。

√ 保持洗漱用品、经常接触的玩具等物品的卫生，定期消毒处理。

内蒙古自治区人民医院：乌日汗、罗璇

西京医院：葛洁

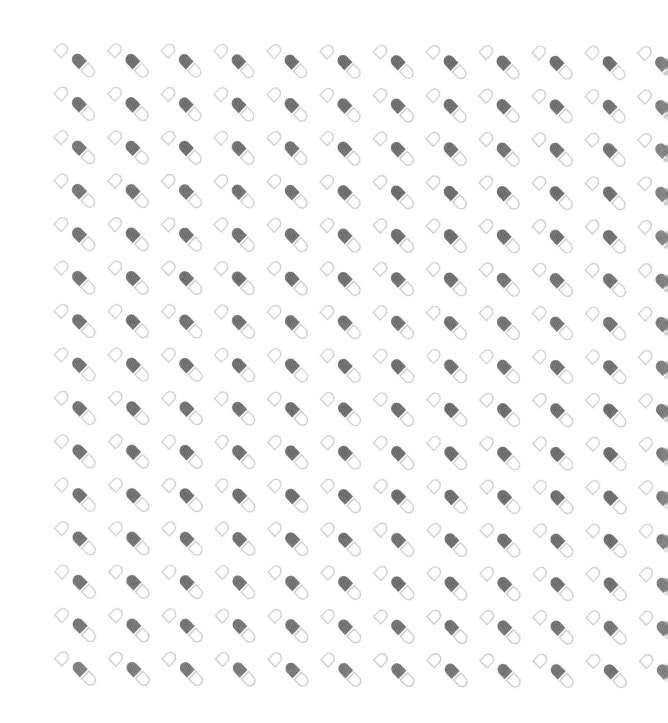

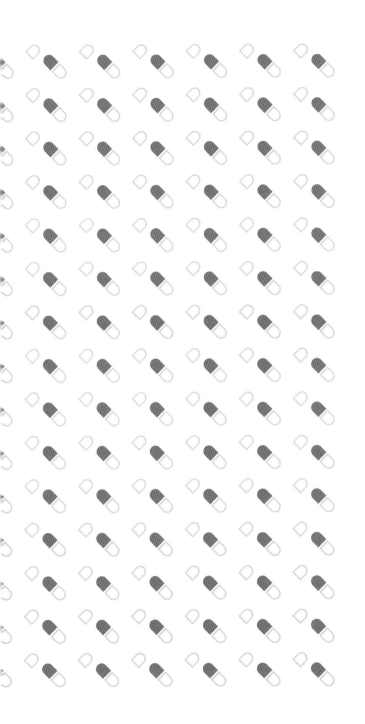

第二篇

合理用药
知识篇

2.1

补钙，维生素 D
必不可少

听说补充维生素 D 就可以补钙，那维生素 D 是通过何种途径补钙的呢？其实维生素 D 的作用是促进钙的吸收，使钙从血中沉着到生长快速的骨骼内，使骨质变硬。如果婴幼儿缺乏维生素 D，会导致身体内的钙不易被吸收和利用，易患佝偻病。摄取生理量的维生素 D 是必须的，且维生素 D 缺乏还可影响神经、肌肉、造血、免疫等组织器官的功能，对小儿的健康危害较大。那么应该如何正确补充维生素 D 呢？读完本篇您将找到答案。

一、正常母乳和配方奶粉能够满足孩子需要的维生素 D 吗？

首先我们需要了解维生素 D 的两个来源，一是适当地晒太阳，二是食物（天然食物含维生素 D 很少）和维生素 D 补充剂的补充。由于 6 个月以下的婴儿不宜被阳光直接照射，并且母乳中维生素 D 含量较低（约为 40IU/L），难以达到生理需要量，所以母乳喂养的婴儿直接补充生理需要量的维生素 D（400IU/d）就可以了。目前市售配方奶粉较母乳的维生素 D 含量高，需要根据其维生素 D 含量、每日奶量计算孩子吃了多少维生素 D，与生理需要量的差值就是需要补充的剂量。

二、每日补充维生素 D 的剂量是多少？

足月儿出生后应尽早开始补充维生素 D，以预防维生素 D 缺乏及维生素 D 缺乏性佝偻病的发生。根据《维生素 D 缺乏及维生素 D 缺乏性佝偻病防治建议》，儿童每天预防剂量为 400～800IU，可以根据北方或南方，冬季或夏季等不同情况选择。

正常情况下，自婴儿（包括纯母乳喂养儿）出生后 2 周应摄入维生素 D 400IU 至 2 岁。维生素 D 摄入来源应包括食物、日光照射、维生素 D 补充剂以及强化食品中的维生素 D 含量。如果婴儿每天进食 500ml 以上的配方奶（提供 200IU 维生素 D），加上适当的户外活动，可不必另外补充维生素 D。

早产儿、低体重儿、双胎儿出生后即应补充维生素 D 800～1 000IU/d，连用 3 个月后改为 400～800IU/d，建议补充维生素 D 到青春期。科学补充维生素 D 需要做到"因时、因地、因人而异"，不要把年龄作为补充维生素 D 的时间节点，应该根据实际摄入情况具体分析，做到科学补充维生素 D。

三、儿童补充维生素 D 过多会导致中毒吗？

预防剂量的维生素 D 是很安全的，不需要有顾虑，只有长期大量服用或短期超量误服，才可能导致中毒，反而是补充晚了，可能会对孩子有不利影响。一般小儿每日服用 20 000～

50 000IU，或每日服用 2 000IU/kg，连续数周或数月即可发生中毒。体质敏感的小儿每日服用 4 000IU，连续 1～3 个月即可中毒。所以补充预防剂量时，家长不用过于担心维生素 D 中毒。

维生素 D 中毒常见症状

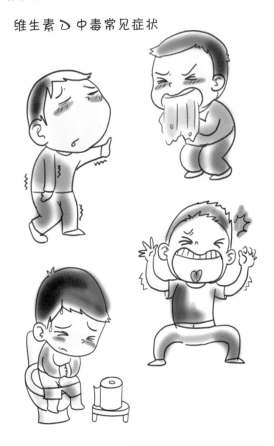

如果过量服用维生素 D 导致中毒，孩子会有什么反应呢？轻者或早期表现可有低热、烦躁、厌食、恶心、呕吐、腹泻、便秘、口渴、无力等，重者或晚期可出现高热、多尿、少尿、脱水、嗜睡、昏迷、抽搐等症状。

四、儿童服用维生素 D 的注意事项

▲ 维生素 D 属于脂溶性维生素，食物中的油脂、肉类、蛋类都可以促进其吸收，建议随餐服用。

▲ 维生素 D 滴剂是油状物，因其易粘在奶瓶上，不建议将维生素 D 挤进奶瓶服用。

维生素 D 需要避光阴凉处保存

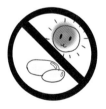

不建议将维生素 D 挤进奶瓶服用

▲ 维生素 D 需要在避光阴凉处保存，否则很容易分解失效。

特别注意： 一些患特殊疾病的儿童是需要按照医嘱的剂量去补充钙和维生素 D 的，如患有低钙血症、维生素 D 缺乏性佝偻病、神经系统疾病的患儿或者早产 / 低出生体重儿、双胎 / 多胎婴儿等，必须按照医生指定的剂量按时服用，不能按照常规推荐剂量服用。

五、晒太阳也能"补钙"吗？

准确地说，是晒太阳时人体内生成的维生素 D 能够促进人体对钙的吸收。下面我们来了解一下人体是如何"制造"维生素 D 的，维生素 D 的前体是胆固醇，要想生产出维生素 D，就需要分解胆固醇。体内没有能够"摧毁"胆固醇的条件，但是在体外有，那就是阳光中的紫外线。紫外线直接照射到皮肤后，我们体内的胆固醇就会被分解为维生素 D，而维生素 D 恰恰是直接促进体内钙吸收的关键物质。所以，人们常说晒太阳可以"补钙"，实际上不是直接补钙，而是促进皮肤中生成维生素 D，从而促进了钙的吸收。

儿童用药必知
宝贝健康要守护

六、儿童该怎样正确晒太阳？

√ 不要用衣物过度遮挡皮肤，夏天可以穿短袖、短裤。

√ 不要隔着玻璃晒太阳。隔着玻璃，紫外线的透过率不足 50%。如果要在室内晒太阳，一定要打开窗户，让阳光直接与皮肤接触。

√ 晒太阳之前不要吃虾、蟹、蚌等光过敏性食物，以免引起过敏。

√ 晒太阳后记得给孩子补充水分。

注意： 婴幼儿一定不要长时间在太阳底下晒，防止皮肤晒伤，且避免阳光直射眼睛。

青岛大学附属医院：杨雪、王文晓

西京医院：葛洁

2.2

微量元素
要慎重补充

人体必需的微量元素包括铁、锌、铜、碘、氟、镁等。铁和锌缺乏是儿童时期较为常见的疾病。缺乏微量元素会引起消化功能减退、生长发育落后、免疫力降低、智力发育迟缓、贫血等问题。孩子最近不爱吃饭了，是不是缺锌呢？孩子脸色这么白是不是贫血了？用不用去医院做微量元素检测？读完这篇文章，就能解答您的这些疑惑。

一、儿童微量元素缺乏，有哪些表现？

1. 缺锌　锌能影响味蕾细胞的更新，还有

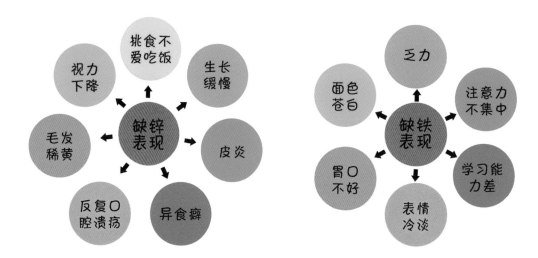

唾液中酶的活性。所以，缺锌的宝贝不仅挑食，连平日里喜欢吃的东西，都会失去兴趣。锌又能影响生长激素轴的功能，所以会影响宝宝的生长发育。如果孩子出现了不爱吃饭、生长缓慢、皮炎、异食癖、反复口腔溃疡、毛发稀黄等，很可能就是缺锌导致的。

2. 缺铁　如果孩子出现了乏力、注意力不集中、学习能力差、表情冷淡、胃口不好、面色苍白等，很可能就是缺铁导致的。因此，家长们在孩子的成长过程中一定要悉心留意，不可因马虎大意而影响了孩子的健康成长。

二、儿童需要额外补锌、补铁吗？

1. 出生后的宝宝提倡母乳喂养，母乳不足或不能母乳喂养时，应选择强化锌、铁的配方奶粉。

2. 婴儿 4～6 月龄后，应及时添加辅食。宜选择强化锌、铁的婴儿食品或肉类（牛肉、瘦猪肉等），以及动物肝脏等。因母乳中锌含量不断降低，出生 6 个月以上的婴幼儿，坚持单纯母乳喂养已无法满足其营养要求，这时需要开始补锌。

儿童用药必知
宝贝健康要守护

3. 儿童腹泻时需要补锌，补锌治疗可缩短腹泻病程，改善腹泻严重程度。

对于营养摄入均衡的宝宝来说，额外补充微量元素是没有必要的。相比费尽心思去选择补充剂，不如把精力放在均衡日常饮食上。如果孩子被确诊为缺乏某种微量元素，应在医生的指导下服用药物治疗。

三、儿童补锌、补铁的药物有哪些？

家长们不要随意给宝宝购买补锌、补铁的药物，如果孩子出现了微量元素缺乏的相应症状应到医院就诊，让医生来明确诊断。

当被确诊为锌缺乏时，应严格按照医嘱服药。应积极去除缺锌原因，如果是因为饮食不均衡导致的，应多吃一些富含锌的食物。需用药治疗时，口服剂量为元素锌 1mg/（kg·d）。如导致锌缺乏的高危因素长期存在，则建议小剂量长期口服元素锌 5～10mg/d。常用药物见下表。

儿童常用补锌药物

	无机锌	有机锌	生物锌
含锌化合物	硫酸锌、氧化锌	葡萄糖酸锌、甘草锌	富锌酵母
锌吸收利用率	低，约7%	高，约14%	好，约30%
不良反应	胃肠反应大	胃肠反应小	对人体刺激性小
注意事项	1. 餐后服用可以减少胃肠道不良反应。2. 不要与牛奶同服		
疗程	2～3 个月		

当被诊断为缺铁性贫血后，应积极足量补充铁剂，使血红蛋白尽快恢复至正常水平。首选口服补铁，剂量为元素铁 4～6mg/（kg·d），分 2～3 次，可同时口服维生素 C 促进铁吸收。常用口服铁剂药物使用注意事项和疗程见下页表。补铁 2～4 周后应复查血红蛋白以评估治疗效果。当口服不耐受或治疗效果不佳时，可选择静脉铁剂补铁。

儿童常用补铁药物

	无机铁	有机铁	
含铁化合物	硫酸亚铁	富马酸亚铁、葡萄糖酸亚铁、枸橼酸亚铁	多糖铁复合物
不良反应	对胃肠道黏膜有刺激性	对胃肠道黏膜有一定刺激性	罕见恶心、呕吐、胃肠刺激，不良反应小
注意事项		1. 餐后服用，可以减少胃肠道不良反应。2. 治疗 2～4 周后复查血红蛋白以评估治疗是否有效。3. 大便颜色发黑	
疗程		治疗至血红蛋白浓度恢复正常后，继续口服治疗 1～2 个月，以恢复机体储存铁的水平	

四、用头发检测微量元素准不准？

有些家长过于担心孩子是不是缺少微量元素，就拿着孩子的头发去做检测。这种做法是不正确的。头发中微量元素的含量受到年龄、性别、种族、饮食与压力、消化吸收、健康状况、头发颜色、环境暴露、检测方法等因素的影响，数据并不可靠，不能够完全客观反映人体内微量元素的真实水平。不建议家长拿着孩子的头发去做微量元素检测。

五、定期带孩子去医院检测微量元素有必要吗？

原国家卫生计生委办公厅发布的《关于规范儿童微量元素临床检测的通知》中提到：根据儿童的临床症状，可以开展有针对性的微量元素检测。非诊断治疗需要，各级各类医疗机构不得针对儿童开展微量元素检测。不宜将微量元素检测作为体检等普查项目，尤其是对 6 个月以下的婴儿。也就是说如果孩子没有任何临床症状，不建议进行微量元素检测。如果医生根据孩子的临床症状，判断可能是微量元素缺乏，那么应该给孩子进行检测。

微量元素虽然在人体内含量较少，但其作用不可小觑。家长应该把精力放在孩子的饮食上，正所谓药补不如食补。只要均衡饮食，就不用过于担心孩子微量元素缺乏的问题。

青岛大学附属医院：杨雪

西京医院：葛洁

2.3

儿童接种疫苗的
那些事

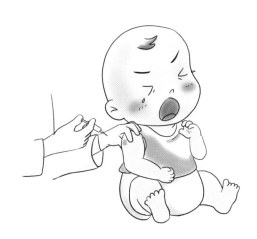

我国《疫苗流通和预防接种管理条例》将疫苗分为第一类疫苗和第二类疫苗。第一类疫苗俗称免费疫苗，由政府免费提供，如国家免疫规划疫苗，家长应按照接种流程接种；第二类疫苗俗称自费疫苗，自愿自费接种，家长可根据需要自行选择接种疫苗。第一类疫苗（免费疫苗）包括乙肝疫苗、卡介苗、脊灰疫苗、百白破疫苗、白破疫苗、麻风疫苗、麻腮风疫苗、A 群流脑疫苗、A+C 群流脑疫苗、乙脑减毒活疫苗、甲肝减毒活疫苗。第二类疫苗（自费疫苗）包括灭活脊灰疫苗、B 型流感嗜血杆菌疫苗、水痘疫苗、肺炎链球菌疫苗、轮状病毒疫苗等。

一、为什么疫苗要分第一类和第二类疫苗？

目前，我国还不能负担起所有疫苗都免费接种，所以会根据国家财政状况和防病规划将疫苗划分为免费疫苗和自费疫苗，只是费用和管理不同，两者重要性和预防疾病效果上并没有差异。不论是免费疫苗还是自费疫苗，对预防相应疾病都很重要，家长应该根据孩子的身体情况及经济情况，合理安排儿童接种。

二、带您认识第二类自费疫苗

既然免费疫苗和自费疫苗对预防疾病都很重要，为了儿童的健康，只要经济允许，建议自费疫苗也应根据需要按时接种。

目前，我国脊髓灰质炎疫苗有两种剂型：①口服脊灰疫苗（免费）；②灭活脊灰疫苗（自费）。也可选择五联疫苗，包含灭活脊灰疫苗在内（含有灭活脊髓灰质炎疫苗、百白破疫苗和 B 型流感嗜血杆菌疫苗的联合疫苗），可同时预防白喉、破伤风、百日咳、脊髓灰质炎和 B 型流感嗜血杆菌感染等五种疾病，可以减少孩子接种次数。

流感疫苗是预防和控制流感的主要措施之一，可以有效地阻断流感在公共场所等人群密集的场所暴发。流感疫苗适用于任何可能感染流感病毒的健康人，特别是年幼的儿童、体弱多病的老年人。每年在流行季节前接种 1 次，免疫力可持续 1 年，当然流感开始以后接种也有预防效果。

水痘是由水痘带状疱疹病毒引起的传染性极强的急性传染病，发病群体主要为婴幼儿和学龄前儿童。接种水痘疫苗是预防水痘感染的唯一手段，可起到积极的预防作用，建议儿童接种。

此外，肺炎链球菌是引发肺炎、脑膜炎、中耳炎的主要病因，接种肺炎链球菌疫苗可以增加免疫效果。轮状病毒肠炎多见于婴幼儿，主要发生在秋末冬初，具有强传染性，接种轮状病毒疫苗是预防小儿秋季腹泻的主要手段，保护时间为 1 年，建议婴幼儿每年口服 1 次。

三、孩子出现哪种情况应暂缓接种疫苗？

如果孩子正处于某种疾病状态，免疫力较差，此时接种疫苗不能产生较好的免疫应答反应，反而可能会加重病情或加重接种疫苗后的不良反应。当孩子存在以下几种情况时需注意，应在医生指导下接种疫苗：

- 患有感冒、发热（体温超过 37.5℃）等一般性疾病，应暂缓接种。
- 患有急性或慢性感染性疾病，如淋巴结肿大、肺炎、气管炎等，应暂缓接种。

● 正患有皮肤疾病，如严重湿疹、严重皮炎、化脓性皮肤病等，应暂缓接种。

● 患有严重心、肝、肾疾病和急性传染病、活动型结核病的儿童不宜接种。

● 患有神经系统疾病，包括脑部疾患，有癫痫史、惊厥史的儿童，不宜接种。

● 正在腹泻的儿童，应暂缓接种。

● 存在免疫缺陷或正在或近期接受免疫抑制剂、丙种球蛋白、糖皮质激素治疗的儿童不宜接种。

● 对疫苗中某种成分过敏、有过敏史或过敏体质的儿童不宜接种。

接种疫苗前家长应向医生说明孩子的基本病史，方便医生掌握患儿的基本情况，以做好接种安排。

四、错过疫苗接种时间后怎么补种？

接种疫苗不可以提前，如有特殊情况可以延后，鼓励早接种、早预防。根据《预防接种工作规范》（2016 年版），现阶段国家免疫规划疫苗可以同时接种，注意两种及以上注射类疫苗应在不同部位接种。两种及以上国家免疫规划使用注射类减毒活疫苗，如果未同时接种，应间隔至少 28 天。如果第一类疫苗和第二类疫苗接种时间发生冲突时，应优先保证第一类疫苗的接种。

五、接种疫苗后，孩子出现了发热、局部红肿怎么办？

大部分疫苗都经过减毒处理保留了生物活性成分，由于个人体质的不同，接种疫苗后，有的孩子会出现发热、注射部位红肿。遇到此类情况家长不必慌张，妥善处理即可。

1. 接种疫苗后出现发热症状

疫苗接种引起的发热体温一般不会超过38.5℃。此时，可以采用物理降温，给孩子多喝水即可。

当体温＞38.5℃时需给孩子服用退热药，首选对乙酰氨基酚或者布洛芬口服制剂。如出现高热（体温超过 40℃），甚至惊厥、持续发热 3 天以上或伴有其他呼吸道症状应及时就医。

2. 接种疫苗后局部红肿

若出现红肿，轻度红肿一般不需要处理，红肿较重时可冷敷，以减少局部充血肿胀程度。

切记不可热敷，热敷可能导致局部充血，加重肿胀。若出现较严重的硬结，可用干净的毛巾热敷，促进硬结吸收。特别注意：接种卡介苗后约2～4周，注射部位可出现红肿，不能热敷或冷敷，更不可抓挠。接种卡介苗后出现的红肿会逐渐溃破、化脓，形成小溃疡，大多数在8～16周后结痂，这属于正常反应，一般不需要处理。使用碘伏、酒精消毒可能使创伤面难以愈合，但需要注意局部清洁，用清水擦拭，再蘸干即可。

六、接种疫苗的三个误区

× 接种进口疫苗比国产疫苗效果好。

不论国产或进口疫苗，在其有效期内各项安全性和有效性指标均不得低于《中华人民共和国药典》的要求，也就是说只要是合格的疫苗，其安全性和免疫效果基本一致，都能提供有效保护。

× 接种了疫苗后就能 100% 预防疾病。

生产疫苗所使用的病毒或细菌都已被灭活或减毒，没有一种疫苗的保护率是 100%。而且，疫苗只针对特异性病原体进行预防。疫苗的效果主要体现在人与人之间建立免疫屏障，保护高危人群避免出现严重并发症和死亡。

× 接种太多疫苗会影响儿童的自身免疫力。

疫苗是将少量减毒或灭活的病毒和细菌注射到体内，其在产生免疫性的同时失去了致病性。接种疫苗后人体免疫系统产生免疫应答，产生抗体，对人体起到保护作用，因此，接种疫苗对自身的免疫力没有影响，反而会增加孩子的免疫力。

吉林大学第一医院：胡雪

西京医院：葛洁

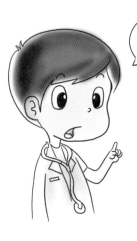
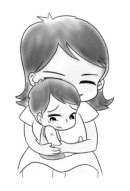

接种疫苗后的局部红肿，轻度红肿一般不需要处理，红肿较重时可冷敷，切记不可热敷。

儿童用药必知
宝贝健康要守护

2.4

发生磕碰外伤、动物咬伤，该如何科学接种疫苗？

体，临床大多表现为特异性恐风、恐水、咽肌痉挛、进行性瘫痪等，病死率几乎为100%。但只要规范地预防处置几乎可以100%预防发病。

破伤风是破伤风梭菌引起的急性感染性疾病，破伤风梭菌产生的毒素会影响神经系统，导致严重的肌肉痉挛，也可引起癫痫发作，导致人体出现吞咽和呼吸困难的状况。针对儿童来说，破伤风会引起肌肉疼痛性紧缩，通常为全身肌肉收缩，可能导致下巴紧闭，使患儿无法开口或吞咽，还可能出现高热、出汗、血压升高和心跳加快等症状，不及时治疗可能导致死亡。狂犬病是由狂犬病病毒感染引起的一种动物源性传染病，狂犬病病毒主要通过破损的皮肤或黏膜侵入人

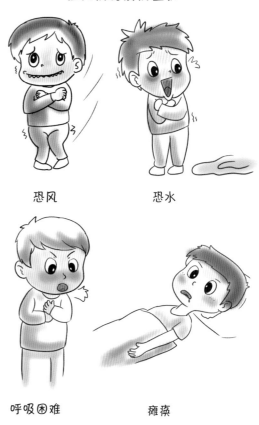

狂犬病的发病症状

恐风　　　　　　恐水

呼吸困难　　　　瘫痪

一、儿童发生哪些外伤需要警惕破伤风？

破伤风梭菌通过受污染的皮肤伤口进入人体，常见外伤途径包括：

▲ 切割伤、穿刺伤、擦伤。

▲ 烧烫伤、挤压伤、烟花爆竹炸伤。

▲ 伤口污染较严重或异物残留在体内。

▲ 伤口被泥土、粪便等污染。

▲ 部分动物严重咬伤。

▲ 开放性骨折等。

二、正确地处理伤口有助于预防破伤风

1. 止血　可通过压迫出血的伤口来止血。

2. 保持伤口清洁　用干净的自来水彻底冲洗伤口，如果伤口内有异物一定要及时就医。

3. 外用抗生素乳膏　清洁伤口后可以抹一层薄薄的抗生素乳膏，以防止细菌感染。

4. 包扎伤口　用绷带包扎伤口可以保持伤口清洁和防止有害细菌进入。

注意：伤口较深并存在异物或者受到污染时，应及时就医。不要自行处理，应该就近去医院的急诊外科或创伤外科找医生接受专业规范的治疗。医生会彻底清洁所有伤口，以清除破伤风梭菌，阻止毒素的产生。

三、破伤风疫苗该如何接种？

我国的第一类疫苗百白破三联疫苗就是预防白喉、百日咳和破伤风的联合疫苗，要求婴儿出生后的第 3、4、5 个月和 18 个月进行接种，等到孩子 6 岁时再加强打一针白破疫苗（白喉和破伤风联合疫苗）。

如果儿童受伤后没有完全按照程序接种完疫苗或者不清楚目前的疫苗接种情况，需要在医生的指导下继续接种破伤风疫苗，伤口比较严重的需同时联合破伤风免疫球蛋白或者破伤风抗毒素来进行协同保护。

四、受伤后多久去打破伤风针有效？

破伤风在没有发病前都是可以预防的，但是越早越好。破伤风的潜伏期一般为 3～21 天，大部分在 7～14 天左右，所以建议受伤后及时、尽早注射，一般不要超过 24 小时。但即使超过了 24 小时，在没有发病症状的情况下 2 周内注射也是有预防作用的。而且对于破伤风的预防，只要以前没有接受过全程的主动免疫，都可以进行预防。

五、接种狂犬病疫苗前需要正确消毒伤口

被动物咬伤后彻底地处理伤口是非常重要的，局部伤口处理越早越好。主要有两个目的，一是预防狂犬病的发生，二是预防伤口发生继发细菌感染，促进伤口愈合和功能恢复。

第一步，冲洗伤口。用肥皂水（或其他弱碱性清洗剂）和一定压力的流动清水交替清洗咬伤和抓伤的每处伤口至少 15 分钟。

第二步，消毒处理。彻底冲洗后用稀碘伏、苯扎氯铵或其他具有病毒灭活效力的皮肤黏膜消毒剂涂擦或消毒伤口内部。

第三步，外科处置。如果伤口需要缝合处置，那么要考虑致伤动物种类、部位、伤口类型、伤者基础健康状况等诸多因素，所以我们把这个交给专科医生就行了。

接种狂犬病疫苗前需要进行正确消毒

六、如何科学接种狂犬病疫苗？

1. 接种时间点

我国批准上市的狂犬病疫苗包括"5 针法"和"2-1-1"程序两种。免疫功能低下者应接受"5 针法"程序。

"5 针法"程序	第 0、3、7、14、28 天注射
"2-1-1"程序	被咬伤当天接种 2 剂，第 7、21 天再接种 1 剂

2. 接种途径、部位

途径：肌内注射。

部位：2岁及以上儿童和成人于上臂三角肌注射；2岁以下儿童可在大腿前外侧肌内注射。

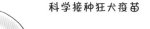

科学接种狂犬疫苗

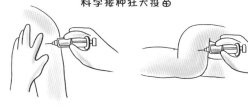

2岁及以上儿童　　　2岁以下儿童

七、狂犬病人免疫球蛋白和狂犬病疫苗的区别

当去疾控中心或防疫站进行接种时，对于比较严重的动物抓咬伤，医生可能会建议同时注射狂犬病人免疫球蛋白和狂犬病疫苗，它们两个到底有什么区别呢。狂犬病人免疫球蛋白是抗体，注射它后可以直接与我们体内的狂犬病病毒（抗原）结合，它的作用迅速但短暂，可以直接杀灭病毒起到预防狂犬病的效果；而狂犬病疫苗是一种对人体无害的狂犬病病毒（无毒抗原），注射后通过刺激我们自身机体来产生狂犬病病毒抗体，再与狂犬病病毒结合，达到预防狂犬病的作用，所以疫苗的杀灭病毒作用起效较慢，一般需要1~2周的时间才能达到最佳治疗效果，但能够持续存在数年时间。

两者都是安全的，可以放心接种。但它们在使用上是有区别的，狂犬病疫苗的适用情况是：裸露的皮肤被轻咬和无出血的轻微抓伤或擦伤；狂犬病人免疫球蛋白的适用情况是：严重咬伤、有破损皮肤伤口或黏膜被舔舐，或者头、面、颈、手部以及外生殖器部位被咬伤。对于以上严重情况，需要在24小时内同时接种狂犬病人免疫球蛋白和狂犬病疫苗，双管齐下才能够保证万无一失。

吉林大学第一医院：宋岐、宋燕青

西京医院：葛洁

2.5

儿童如何合理应用抗菌药物?

孩子感冒、发烧、拉肚子,您是否给孩子自行服用过"消炎药"?是否知道孩子滥用"消炎药"的危害呢?其实"炎症"可能由多种原因导致,除了病毒、细菌、真菌等感染原因外,尚有过敏、外伤等非感染原因。那么,"消炎药"能用于所有的炎症吗?咱们老百姓口中所说的"消炎药"其实准确的医学名词是抗菌药物,它仅对细菌、真菌引发的炎症有效,但对于病毒感染、过敏、外伤等是无效的。下面我们将详细介绍儿童应如何合理使用抗菌药物。

一、抗菌药物 ≠ 消炎药

抗菌药物是指具有杀灭或抑制细菌或真菌活性的药物,包括大家熟知的青霉素类(如阿莫西林)、头孢菌素类(头孢菌素)、喹诺酮类(如左氧氟沙星)、以及红霉素和庆大霉素等。而"消炎药"准确的医学名词是抗炎药,包括非甾体抗炎药和甾体抗炎药。非甾体抗炎药包括布洛芬、双氯芬酸等,甾体抗炎药包括泼尼松、甲强龙、地塞米松等。当存在细菌、真菌感染时,我们需要使用抗菌药物,而对于过敏、外伤导致的"红肿热痛"症状,则需要选择抗炎药,切勿将抗菌药物当作抗炎药使用。

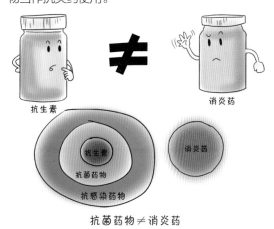

抗生素　　　消炎药

抗生素
抗菌药物
抗感染药物

消炎药

抗菌药物 ≠ 消炎药

二、儿童感冒一定要用抗菌药物吗？

孩子普通感冒和腹泻，多由病毒引起，抗菌药物对它们是无效的。而家长有时给孩子用了抗菌药物，孩子的病就好了，但是殊不知普通的病毒感染，不用药也可以自行好转，并不是服用的抗菌药物起了作用。在不需要使用抗菌药物时自行服用有危害吗？答案是肯定的。在正常情况下人体内也存在细菌，并不是所有的细菌都是我们的敌人，正常细菌和人体是和平共存的。抗菌药物的作用就是杀菌，但是它没有聪明到只杀有害菌，而放过正常菌，所以滥用抗菌药物会导致人体内的菌群紊乱，有些情况

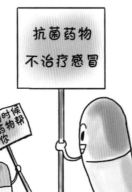

下用了抗菌药物会使孩子由于菌群紊乱而延长病程，加重病情。不合理使用抗菌药物的更大危害是会使病原微生物为躲避药物，不断地变异，甚至产生耐药基因，导致抗菌药物对常见细菌和真菌失去作用。因此，请家长谨记抗菌药物是处方药，必须经过医生的诊断才能使用。

三、医生开具的抗菌药物，感觉症状好了就可以停药吗？

当医生的医嘱明确了使用抗菌药物的时间后，个别家长担心长期用药会对孩子产生不良反应，所以当孩子症状有所好转就自行停药。这种做法是不对的，当需要使用抗菌药物治疗时，一定要按照医嘱足量足疗程使用。

家长们要知道的是，不同疾病的疗程是不同的，即使是同种疾病，轻症与重症疗程也不同，感染的病原体不同疗程亦不同，何时停药是有讲究的，不是说停就停。如果抗菌药物疗程不足，致病细菌没有被彻底杀灭，会导致其再次反攻，因此一定要一次性将它们全部"扑灭"，这样它们就没有能力"复燃"，才能彻底治好疾病。

在抗菌药物进行地毯式轰炸过后，如果致病菌没有被彻底消灭，活下来的那些致病菌可通过基因突变产生获得性耐药，比如某些致病菌多次接触抗菌药物后，细胞膜上的通道发生突变从而阻止药物进入菌体；改变致病菌细胞膜上与抗菌药物结合的位点，使抗菌药物不能与其结合导致治疗失败；某些细菌产生外排蛋白能将进入菌体的药物泵出体外而使得细菌产生耐药性；细菌产生灭活抗菌药物的酶使抗菌药物失活。所以家长不遵医嘱自行中断用药，不是帮助孩子降低了发生药物不良反应的概率而是增加了致病菌对药物的抵抗力。

四、儿童可以服用成人抗菌药物吗？

家里没有储备儿童药物，有的家长会把成人药物掰开给孩子服用，这种做法是错误的。因为每种药物的服用剂量是根据对应人群药物代谢特点确定的，如果给药剂量不足会达不到治疗作用，而给药剂量过大可能会导致不良反应。而且，有很多成人能用的药物，对儿童却是禁用的，儿童禁用、慎用的抗菌药物见下表。

细菌抵御抗菌药物的"招数"五花八门

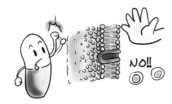

将抗菌药物拒之门外

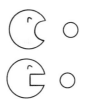

改变药物靶点的结构

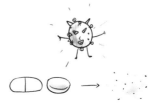

使抗菌药物降解

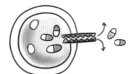

在细胞受损之前将抗菌药物泵出

儿童禁用、慎用的抗菌药物

药物分类	代表药物	毒副作用	警示
氨基糖苷类	链霉素、庆大霉素、妥布霉素、阿米卡星等	有明确的肾毒性、耳毒性（耳蜗、前庭）和神经肌肉阻滞作用	避免用于 18 岁以下儿童
四环素类	多西环素、米诺环素等	可选择性沉积在牙和骨骼中，与钙结合引起牙釉质和骨质发育不全，牙齿变黄并影响婴幼儿骨骼正常发育	不可用于 8 岁以下儿童
氯霉素	氯霉素	对造血系统有毒副作用，可能导致再生障碍性贫血，骨髓抑制。新生儿可能引起灰婴综合征	儿童慎用
磺胺类	磺胺甲噁唑等	可能引起肝、肾损害，高铁血红蛋白血症	婴幼儿慎用，2 月龄以下禁用
喹诺酮类	诺氟沙星、氧氟沙星、莫西沙星等	未成年动物试验发现可致关节、骨或软骨病变	禁止用于 18 岁以下儿童

因此，不是所有成人安全使用的药物都能用于儿童，不要自行减量给孩子服用成人药物，应在医生指导下选择药物。

五、如何判断抗菌药治疗有效，是否需要再次就诊？

抗菌药物应用 48～72 小时后，需要对治疗效果进行评估，主要是体温变化和临床症状是否好转。如果孩子热峰（发热期间体温的最高值）有所下降或者体温已经恢复正常则表明治疗有效，临床症状有所改善也表明治疗有效。如果孩子应用抗菌药物 72 小时后仍然高热不退，热峰也没有下降，需要带孩子再次到医院就诊。

抗菌药物在医师明确诊断为细菌或真菌感染时方可使用，需要使用时务必遵医嘱足疗程应用。为加强抗菌药物管理，遏制细菌耐药，促进儿童健康成长，我国还制订了《中国儿童合理使用抗菌药物行动计划（2017—2020）》，争取用五到十年改善抗菌药物使用状况，遏制细菌耐药的发展，争取降低某些细菌的耐药率。在此，希望每位家长做到不自行购买抗菌药物并严格遵医嘱用药。

青岛大学附属医院：杨雪

西京医院：郭桂萍

2.6

正确看待激素，不要对它有偏见

我们常说的"激素"是指糖皮质激素，一般药名以"松""龙""德"结尾，如泼尼松、可的松、甲泼尼龙、布地奈德等，激素需要凭医生处方才能购买，不可自行使用。激素具有调节糖、脂肪和蛋白质的生物合成和代谢的作用，还具有抗炎、抗毒素、抗休克、免疫抑制的作用。在某些儿童慢性疾病的治疗中，如儿童哮喘、肾炎和自身免疫性疾病治疗时为首选药物。当孩子使用激素类药物时，家长可能会有这样的担心，激素疗程较长，可以中途停药吗？病情好转可以停药

第二篇
合理用药知识篇

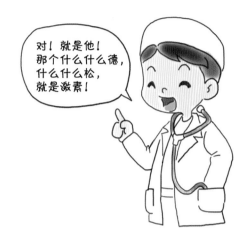

对！就是他！那个什么什么德，什么什么松，就是激素！

吗？使用激素会不会影响孩子的身高？接下来我们就为您一一解答。

一、儿童哮喘可以中途停用激素吗？

据调查显示，儿童使用糖皮质激素吸入治疗控制哮喘时，规律用药的人群仅为 26%。导致不规律用药的首要因素为担心激素的安全性，其次为家庭经济困难、不配合治疗、自认为痊愈而停药等。儿童支气管哮喘病程较长，常导致反复的突然性发作，可有喘息、气促、胸闷和咳嗽等症状，多在夜间或凌晨发生。一般哮喘的治疗需要规律吸入糖皮质激素类药物 1～2 年。

激素吸入疗法不良反应较小，因为通常吸入剂量较小，而且激素主要在肺部发挥局部作用，全身不良反应很小，嘱咐患儿吸入激素后用清水深部漱口避免咽部的真菌感染就可以了。长期规律用药有助于改善哮喘控制水平，促进孩子疾病的康复。因此，家长们不用担心长期吸入药物会导致不良反应，但要注意避免药物残留导致声音嘶哑、咽部不适和真菌感染。

还有的家长因为经济问题，担心长期使用会造成巨大的经济压力，就想中途停药。但是如果过早停药造成病情反复，前期的治疗就白费了，这样造成的经济浪费更大。如果坚持规范治

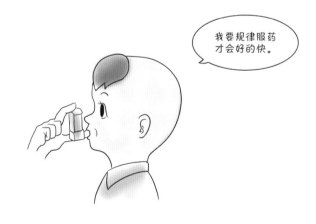

我要规律服药才会好的快。

疗，孩子的哮喘症状是可以完全控制的，只要定期复诊，医生会根据检查结果调整用药方案，这些药物是有可能最终停用的。

二、口服激素可以随时服用、停药吗？

需要长期服用激素的儿童，建议最佳服用时间为早晨 7～8 点。由于人体糖皮质激素的分泌具有昼夜节律性，午夜时最低，清晨时最高，因此早晨 7～8 点给药，可以与人体自身分泌的节律相吻合，这样可以减少肾上腺皮质功能下降甚至皮质萎缩的不良后果。所以，不按时服药不但达不到最佳治疗效果，还会增加肾上腺皮质轴萎缩的风险。

漏服药后该如何正确补服呢？ 对于每日服用 1 次此类药物的患儿，如果在当日发现错过了服药时间，应立即补服；如果在次日发现漏服，则不用补服。而隔日服用 1 次药物的患儿，如果在当日发现了忘记服药或在次日发现漏服药物时，应立即补服，以后的服药时间按照补服的时间顺延即可。

病情好转后，应如何停药？ 长期服用激素类药物想停药，均需要逐渐减量至停药。减量过快或突然停药可出现肾上腺皮质功能减退样症状，

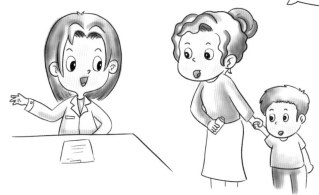

医生，孩子的病情好转了，吃的激素药物可以停了吗？

轻者表现为精神萎靡、乏力、食欲减退、关节和肌肉疼痛，重者可出现发热、恶心、呕吐、低血压等，危重者甚至可发生肾上腺皮质危象，需及时抢救。所以一定不可以自行随意停药，应该在医生的指导下逐渐减停。

三、担心激素类药物影响儿童身高怎么办？

糖皮质激素影响儿童生长发育的严重程度主要取决于使用的糖皮质激素的种类、剂量和疗程。有研究指出，使用吸入性糖皮质激素治疗哮喘时，儿童轻度哮喘对成年终身高并不会造成影响，中到重度哮喘可能会对成年终身高造成轻微影响，但并不具有临床意义。外用糖皮质激素一般是短期且局部给药，对患儿身高影响不大。只有大剂量、长时间使用才会抑制成骨细胞的分化，减少骨形成，减慢骨生长，此时需要家长定期监护儿童生长曲线，建议至少每半年去医院监测一次生长发育状况。

听说一旦孩子用激素，就不再长高了？

四、如何防范儿童长期服用激素类药物导致的不良反应？

对于长期、大剂量服用激素类药物的儿童，家长们应在使用中密切监测不良反应的发生，如感染、代谢紊乱（水电解质、血糖、血脂）、体重增加、出血倾向、血糖异常、骨质疏松、股骨头坏死等。根据糖皮质激素治疗的疗程，可以在医生指导下，在开始治疗时进行骨质疏松预防，补充足量的钙和维生素 D。因为长期使用糖皮质激素会增加感染风险，尽量不要带儿童到人群密集的封闭场所，注意个人卫生，防止各种感染风险的出现。儿童服用糖皮质激素过程中引起的血糖异常，大多在停用激素后可恢复正常。

激素的正确使用，家长们需要端正态度，听从医生的指导，科学合理地使用激素，在实现充分控制病情的同时，最大限度地减少激素的不良反应。

青岛大学附属医院：李文静

西京医院：郭桂萍

儿童用药必知
宝贝健康要守护

2.7

给孩子雾化吸入，这些细节很重要

雾化吸入治疗是指使用专门的雾化装置将药物溶液分散成悬浮于气体中的细小雾滴或微粒以气雾状喷出，经鼻或口吸入呼吸道和肺部并沉积，从而达到局部治疗呼吸道疾病的目的。如果孩子选择在家中自行进行雾化治疗的话，很多细节是需要格外注意的。

一、雾化吸入方法的优势是什么？

雾化吸入是向呼吸道和肺直接给药的用药方法。它具有起效快、局部（病灶部位）药物浓度高、用药量少、全身不良反应少等优点。雾化吸入治疗局部药物沉积浓度高，可以改善症状，主要作用有消除炎症和水肿、解痉平喘、控制感染、稀释痰液和帮助祛痰等。它适合于治疗儿童呼吸道疾病，如支气管哮喘、支气管炎、婴幼儿反复喘息、支原体肺炎、咳嗽变异性哮喘等。

儿童，特别是婴幼儿，他们的呼吸道黏膜柔软，血管丰富，一旦发生感染，很容易出现黏膜充血、水肿、气道平滑肌收缩、黏液分泌增加等问题。雾化吸入方法比起口服及静脉用药来说，突出的优点是用药量少、全身不良反应少。

二、儿童可以雾化吸入的药物有哪些？

儿童可选择的雾化吸入药物有：糖皮质激素（如布地奈德、丙酸氟替卡松）、支气管扩张剂（如沙丁胺醇、异丙托溴铵）和黏液溶解剂（如乙酰半胱氨酸）等，应根据具体症状和病因选择相应的雾化治疗药物。此外，不同年龄段的孩子用药剂量也是有区别的。因此，请到正规的医疗机构由医生根据孩子的病情开具适宜的雾化

第二篇
合理用药知识篇

吸入药物，并按照医生处方用药剂量、用药疗程进行雾化吸入治疗。

注意：不要使用非雾化液的药物进行雾化。 比如西药注射液是不能够进行雾化吸入的，因其粒径大，不能够到达肺内，无治疗效果，同时可能因药物辅料成分的沉积带来用药风险或过敏反应。对于中成药，目前并没有相应的雾化剂，也没有治疗有效的有力证据和研究数据，所以不推荐雾化使用中成药。

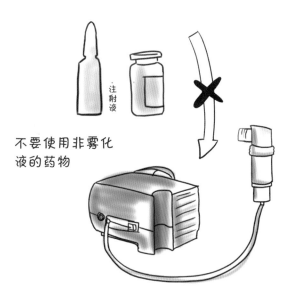

不要使用非雾化液的药物

三、该如何正确选择雾化吸入装置？

1. 雾化机器的选择

雾化治疗对机器的选择是很严格的，不但要求压力要稳定，而且喷出的颗粒直径大小要均匀，颗粒应在 3～5μm 之间，这样药物才能更好地沉积在肺部发挥作用。

雾化机器不合格是很多患儿雾化效果不好的重要原因。目前市面上销售的家用雾化机器主要有以下两种：

√ **第一种是超声雾化器。** 它的原理是由雾化器底部的晶体换能器将电能转换为超声波能，进而使溶液剧烈震动，产生治疗作用。它主要用于上呼吸道和大气道疾病的治疗，且由于超声波震动会产热导致药物失效，所以不推荐使用。

√ **第二种是空气压缩泵雾化吸入机。** 它的雾粒直径小于 5μm，使药物易于沉积在肺部，从而发挥较好的治疗作用，所以建议使用这一种机器。

儿童用药必知
宝贝健康要守护

微粒粒径大小和与其对应的沉积部位

微粒粒径	沉积部位
5～10μm	主要在口咽部
3～5μm	肺部
< 3μm	50%～60% 沉积在肺泡
< 0.5μm	虽然能到达较深的下气道，但 90% 的药物会随着呼吸而排出体外

2. 雾化装置吸入器类型的选择

● 4 岁以上的孩子建议使用口咬器吸入，首先训练孩子用口吸气、鼻呼气的呼吸方式。

● 4 岁以下的孩子使用面罩吸入，将面罩罩住患儿口鼻。

用咬嘴吸入　　　　　　**用吸入面罩（儿童）吸入**

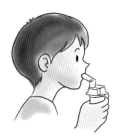

将咬嘴含在口中进行吸入

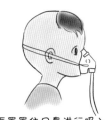

用面罩罩住口鼻进行吸入
喷雾量过少时，调整开口大小

四、给宝宝做雾化治疗过程中的注意事项

雾化操作前

1. 应先清除口腔分泌物和食物残渣等，有利于雾化药物通过气道深入作用部位。

2. 不要在脸部涂抹油性面膏，以减少经皮肤吸收的药量。

3. 雾化前 30 分钟避免进食过多，以免雾化过程中孩子哭闹导致恶心、呕吐等症状。

雾化操作中

1. 刚开始雾化时可以用小雾量，待孩子适应后再调整为大点的雾量。雾化时间不宜过长，10～15 分钟即可。

2. 雾化时鼓励孩子用嘴吸气，呼气时用鼻子呼气，以减少药物对面部及眼睛的刺激，要避免雾化药液或气雾接触眼睛而损伤眼结膜。

3. 鼓励孩子采用直立坐姿，保持舒适，避免仰卧。避免在孩子哭闹时雾化，应进行安抚，等平静后再雾化。

雾化操作后

1. 雾化前 1 小时不进食，清洁口腔分泌物和食物残渣，以防雾化过程中气流刺激引起呕

雾化前

擦面霜

30分钟

漱口

雾化中

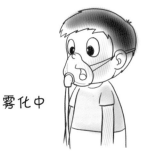

用嘴吸气，鼻子呼气

雾化后

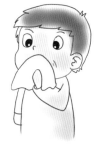 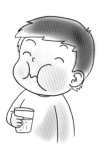

湿毛巾擦拭口鼻，漱口

吐；不抹油性面膏以免药物吸附在皮肤上。

2. 雾化时采用舒适的坐位或半卧位，用嘴深吸气、鼻呼气的方式进行深呼吸，使药液充分达到支气管和肺部；出现震颤、肌肉痉挛等不适及时停药。

3. 雾化后及时洗脸或用湿毛巾抹干净口鼻部的雾珠，以防残留雾滴刺激皮肤引起皮肤过敏或受损；及时翻身拍背有助于黏附于气管壁上的痰液脱落。

特别注意： 在雾化吸入治疗过程中，如果孩子出现口干、恶心、胸闷、气促、心悸、剧烈咳嗽、呼吸困难等不良反应，或出现雾化器咬口的摩擦对口角等皮肤黏膜的损伤，需要立即停止雾化吸入治疗。因为这些不良反应可能是药物原因导致的，也可能是雾化器的呼吸过度通气导致的，家长通常不具备相关专业知识无法鉴别，要及时寻找药师或医生咨询。

内蒙古自治区人民医院：斯日古楞、郭小彬

西京医院：郭桂萍

2.8

孩子生病，静脉输液要慎重

静脉输液是药物治疗的重要手段，在治疗某些疾病和挽救生命方面有不可替代的作用，但同时静脉输液也属于一种有创操作，药物直接进入血液，与其他的给药途径（口服、肌内注射、皮下注射、吸入等）相比风险较高，尤其是不合理应用静脉输液时不良反应会增加。所以我们要结合优势和风险正确认识静脉输液，选择合适的给药途径。

一、静脉输液治疗的优势与风险有哪些？

静脉输液的优势： 对于不能口服的、需要迅速达到药物治疗浓度的患者，以及需要控制给药速度等情况，可以考虑使用静脉输液治疗。儿童某些疾病的病程进展迅速，需要门诊输液治疗，这也是为什么全国医院门诊输液室都取消了，但仅保留了儿童急诊输液室的原因。

静脉输液的风险： 儿童配合度差，情绪波动比较大，影响静脉穿刺成功率；输液过程中因孩子好动等特点容易造成药物外渗带来风险；相较其他给药方式由于药物快速入血，不良反应发生风险高；由于输液药物微粒对血管的刺激，可能会引起过敏反应。

二、中药注射剂可以给孩子用吗？

中药注射剂是中医药临床治疗的重要组成部分，在传承传统中药治疗的特点基础上，采用了静脉制剂而具有起效迅速的特点，在临床得到了广泛地应用。但中药注射剂组方复杂、药味众多、成分复杂，而且中药注射剂说明书中关于药理、毒理、药动学的资料较少，临床使用的禁忌证、注意事项、不良反应资料不够详细，不能很好地指导临床医师用药。而且有的中药注射剂会导致严重的过敏性休克，因此，应在有急救能力的医疗机构进行输液。

对于儿童来说，因其处于生长发育的重要阶段，对待孩子的用药要更谨慎些，是否需要应用中药注射剂为孩子进行疾病治疗需要专科医生对孩子的整体情况进行评估后决定，同时在输注中药注射剂时及输注结束后要密切关注儿童是否有不适症状。

三、哪些疾病需要选择静脉输液治疗？

静脉输液主要是用来治疗急重症疾病。对于轻症疾病，比如普通的感冒、腹泻、胃肠炎等一般不需要静脉用药。如果孩子处于疾病紧急状态或者需要抢救，比如严重的过敏反应、严重的感染、严重的脱水、严重的电解质紊乱等情况则需要给予静脉给药进行快速治疗。是否采用静脉用药需要评估一系列的指标、病情等情况。因此，请听从医生的建议用药。

四、静脉输液治疗时要注意正确的护理方式

▲ 静脉用药前应及时准确地告知医生孩子之前的过敏史，以及家族过敏史等信息。

▲ 在静脉用药 30 分钟前，不要给孩子喂奶或喂水，以免穿刺时孩子哭闹引起呕吐，造成误吸。

▲ 不要擅自调整输液速度。滴速过快会加重孩子的心肺负担，引起心力衰竭、肺水肿或其他不适。滴速过慢会因药物在体内的浓度不能达到有效治疗浓度而降低治疗效果。

▲ 输液期间请密切观察孩子的输液反应，扎针的部位是否有渗药、肿胀等。如果出现皮疹、瘙痒、烦躁、精神不佳等，应立即联系护士。

▲ 输液结束拔针后，如有局部肿胀起包无须特别担心，鼓包会自行吸收。不要拔针后立即热敷肿胀起包部位，这样会加重局部渗血，可以选择在输液后 6 小时用湿热毛巾热敷，缓解肿胀。

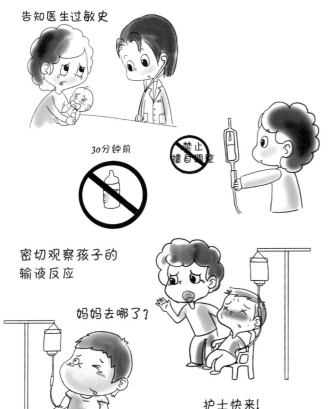

必须静脉输液用药时，家长们的注意事项

告知医生过敏史

30分钟前

禁止擅自调整

密切观察孩子的输液反应

妈妈去哪了？

护士快来！

▲ 留置针注意事项：留置针一般可以使用3～4天；留置针的扎针部位不可以浸泡在水中；留置针一侧的肢体不要长时间处于低垂状态，要避免剧烈活动，不可以提重物；脱衣时先脱无留置针肢体，再脱有留置针肢体衣物，穿衣时先穿有留置针肢体，再穿无留置针肢体；婴儿头部的留置针接头处要处于平放的状态，不可翻折，以免发生压疮。

给宝宝用药时，建议家长遵循世界卫生组织（WHO）提倡的用药原则。能不用就不用，能少用不多用；能口服不注射，能肌内注射就不静脉注射，让宝宝远离滥用输液带来的伤害。但也请家长朋友们注意，虽然静脉用药有很多风险，但是如果孩子的病情需要静脉给药治疗，我们也要遵医嘱执行。请信任专业医生的专业判断及诊疗决策。

内蒙古自治区人民医院：杨乾、杨宏昕

西京医院：郭桂萍

2.9

要不要给孩子吃保健品？

深海鱼油、DHA、蛋白粉、益生菌、牛初乳、液体乳钙、蜂王浆……作为家长，这些保健品您肯定都不陌生。孩子不好好吃饭要补锌、排便不好要喝益生菌、正在长身体要补钙、想比别人家的孩子聪明要补充DHA，家长们在孩子的身高、智力、健康等方面花钱从不吝啬。很多家长认为，即使给孩子吃保健品不一定有益，但肯定无害，真的是这样吗？下面就给您详细讲解一下。

一、家长给孩子"补充营养"的原则是什么？

首先，能食补尽量食补。正所谓"药补不

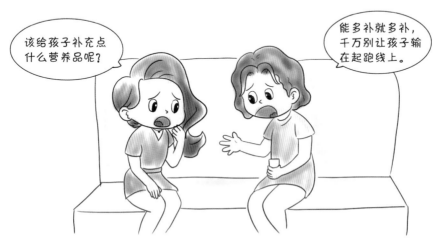

如食补"，正常发育的儿童只要不挑食、不偏食，能够平衡地摄入各种食物，再加上平时多做户外运动，就可以满足生长发育的需要，而无须额外补充保健品。

其次，需要额外补充保健品的情况应遵医嘱。体质虚弱、发育滞后、需要进补的儿童，应该在专业医生的指导下进补，千万不能随便听信广告宣传。对于婴幼儿更需注意，要根据不同年龄、不同需要，有针对性地选择，缺什么补什么。同时，家长也应该多关注孩子营养缺乏的原因，给予对症预防。

最后，要选择相对安全的保健品。一些注明配方的儿童维生素、矿物质、微量元素类保健品，可以在专业医生的指导下选用，比如富含DHA的儿童成长奶粉、富含益生菌的奶制品等，对于儿童都是相对安全的。

二、如何正确区分保健品与药品？

家长们会发现同样是用来补充维生素和矿物质，药店里卖的既有药品也有保健品，这两者有区别吗？其实两者在成分和疗效方面有很大区别，切不可互通使用。

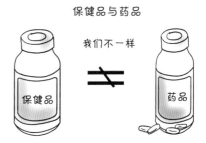

保健品与药品
我们不一样

▲ **从疗效比较看：** 药品必须经过严格的临床试验并通过国家药品监督管理局的审查批准才能上市销售，对于疾病治疗有一定的疗效；而保健品作为食品，没有确切的治疗作用，只是对特定人群起到一定的保健作用。

▲ **从外表看：** 药品外包装上有"国药准字"四个字，我们在药店里能买到的大部分为非处方药，上面印有"OTC"标志；而保健品包装上印有"食健字"并有其独特的"蓝帽子"标志。

▲ **从说明书看：** 药品有经过国家药品监督管理局批准的详细的使用说明书，包括适应证、注意事项、不良反应等内容，十分严谨；而作为食品的保健品，说明书不会这样详细、严格。

▲ **从价格比较看：** 保健品价格更贵一些。

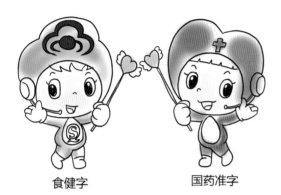

食健字   国药准字

因为保健品由于包装成本、销售渠道、广告投入等因素费用一般较药品高。

三、保健品不能替代药品治疗疾病

保健品也叫保健食品，能调节人体的功能，适用于特定人群食用，但其不是以治疗疾病为目的的。药品经过了药物临床试验，疗效和安全性都相对更有保障，而保健品没有经过临床试验，未被证实可用于治疗疾病。教大家一句顺口溜来区别药店同时存在的保健品和药品：国药准字是药品，能治病来有疗效，食健字是保健品，只能保健不治病。

特别注意： 如果儿童生病，一定要在医生的指导下用药，不能靠保健品来治病，尤其是小宝宝。

四、儿童服用保健品的误区

× 保健品多吃点没坏处。

人体健康就像精密的天平，只有保持营养均衡才能保持健康，过多的补充一种物质可能会打破健康的天平。比如补钙，如果在正常饮食下家长给孩子过量补钙，可能会导致便秘、消化不良等问题，还可能会影响铁、锌等微量元素的吸收。所以如果怀疑孩子缺钙，正确的做法是带孩子去医院检查，由医生来判断孩子是否需要补钙。另外，有些不良商家在保健品中添加了激素，比如某些增高产品、蜂王浆等，导致一些孩子在服用一段时间后发生了性早熟。所以，切不可盲目给孩子服用保健品。

× 服用多种保健品，多吃多补。

吃保健品和药品前，一定要看好成分，否则可能发生成分叠加而造成过量补充，产生毒副作用。比如很多补钙产品中都含有维生素 D，如果再补充复合维生素（也含有维生素 D），过多服用会造成维生素 D 过量。另外，吃保健品也需要避免成分之间的相互作用，比如含钙保健品与左氧氟沙星抗菌药物同时服用可形成络合物导致疗效下降，所以服用多种保健品或者保健品和药品同时服用均应注意是否有相互作用。

吉林大学第一医院：宋兆芮

西京医院：郭桂萍

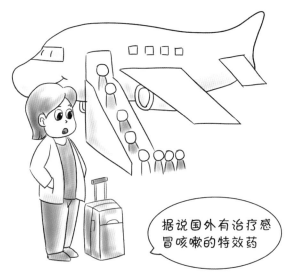

据说国外有治疗感冒咳嗽的特效药

2.10

国外代购儿童药品安全吗？

随着网络与信息技术的迅速发展，现在很多家长都喜欢海淘儿童益生菌、鱼肝油、钙剂、维生素等保健品，甚至感冒药、咳嗽药、退热药也要代购。其实，这些代购的儿童药品是有很多隐患的，国外的月亮不一定比国内圆。

一、国外代购儿童药品的隐患

隐患 1：药品成分不明，急救存在困境

代购药品不是由国家药品监督管理局依法批

准进口的，无合法的进口药品批准文号，无法保证质量。这些药品服用后如果出现不良反应，急救时由于代购药品说明书多数是英文或其他语种，成分不能及时获知，医生可能无法第一时间给出针对性的诊疗措施，将延误抢救或者治疗时机。

隐患2：运输条件无监管，药品质量难保证

药品是特殊的商品，它的运输储存条件有严格的光照、温度、湿度等要求。代购药品有时可能无法保证运输过程中稳定的储存条件。有些药品如益生菌需要冷藏、避光、防潮等，如果存储不符合要求，将影响药品的质量，导致用药风险。

隐患3：无法律保护，出现问题难维权

代购药品是不受法律保护的，如果孩子服药发生了不良反应或身体异常，只能自认吃亏。所以家长们在代购进口药品时要注意，应在正规渠道购买进口药品，保证宝宝用药安全最重要。

二、警惕代购药品中儿童慎用的成分

很多国外的"神药"并不一定如商家宣传的那么神奇、安全，部分药品含有的成分甚至是低龄宝宝慎用或禁用的。有的"感冒神药"其实是复方感冒药，全面针对发热、鼻塞、咳嗽等所有常见症状，但是我们应该知道，复方感冒药由于不良反应较多不建议2岁以下儿童使用。还有个别"止咳神药"止咳效果好，是因为含有中枢镇咳药可待因，这个成分因为有潜在呼吸抑制风险，在我国禁止用于12岁以下儿童。某国代购"镇咳神药"效果特别好，是因为其主要成分为右美沙芬，但由于该药有抑制呼吸的风险，因此在说明书中明确规定4岁以下儿童禁用。还有的"代购药品"的成分含有麻黄碱、马来酸氯苯那敏、对乙酰氨基酚，如果您不仔细阅读说明书中的成分内容，又同时喂给孩子相同成分的药物，那么很有可能因药物过量而导致毒副作用。因此，应谨慎代购儿童药品，所代购的儿童药品建议在医生和药师的指导下结合临床症状权衡是否应该服用。

三、代购儿童药品的建议

√ 不要盲目听从商家的广告宣传，要请商家提供药品通用名称、说明书、详细的不良反应

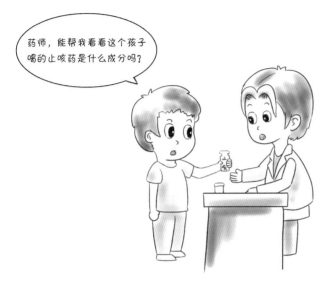

药师，能帮我看看这个孩子喝的止咳药是什么成分吗？

及注意事项等内容。

√ 国内有相同成分的替代药品时建议尽可能应用国内药品。

√ 购买后需鉴别药品质量是否合格（检查药品内外包装是否有破损、漏液、霉变；片剂、胶囊表面是否粗糙或者有裂缝；颗粒剂药品是否已结块；液体制剂是否有明显沉淀，混摇后能否均匀分散；软膏、乳膏是否已分层，有油滴漂浮）。

√ 儿童第一次使用药品时，应请药师或医生明确能否使用该药及其用法用量。

在没有医生诊断、药师指导的情况下自行购买国外药品给孩子服用存在风险。药品说明书是比较复杂的文件，我们不能仅仅了解一些简单的用药信息，比如吃多少剂量、改善什么症状就去用药，更不能凭商家宣传就直接给孩子用药。说明书中详细说明了药品的用法用量、注意事项、禁忌证、不良反应等多项信息，代购药品前，一定要充分了解药品的重要信息，建议您咨询专科医生或者药师后使用。

内蒙古自治区人民医院：乌日汗、罗璇

西京医院：郭桂萍

2.11

"特殊" 药品要
特殊对待

之前有一则热门新闻报道：一名 18 个月大的患儿因感冒发热，妈妈给其直接吞服一种泡腾片，结果导致窒息，患儿经抢救无效死亡。这个悲剧的根本原因是家长不知道泡腾片是含有特殊崩解剂的一种片剂，不可直接口服，应将它放入适宜的温水中，待消泡后再服用。为了避免此类事故的发生，我们必须要关注特殊剂型的用药安全性。目前临床上药品的特殊剂型和特殊给药途径较多，本文将重点介绍儿童常用的特殊药品剂型。

一、特殊剂型药品和特殊给药途径药品

什么是特殊剂型药品？ 举个例子，比如一颗糖，用塑料盒装、用纸盒装或者用铁盒装，其本质还是一颗糖，区别只是外表不同而已，它是为了适合人们的不同需求而修饰的。对于药品来说也是类似的，比如药片除了普通的片剂以外，还有一些特殊剂型，比如含片、舌下片、分散片、胶囊、泡腾片、咀嚼片等。

什么是特殊给药途径药品？ 比如我们得了眼结膜炎就需用专用的眼药水，得了中耳炎就需要用滴耳液，得了鼻炎就需要用鼻喷雾剂。儿童常用的特殊给药途径药品包括：滴耳剂、滴眼剂、滴鼻剂、鼻喷雾剂和吸入剂等。

不同剂型的药品，使用方法也不尽相同，正确合理地使用，才能确保药物发挥最大作用和效果。

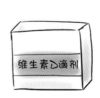
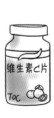
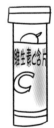

二、口服特殊剂型药品的使用方法和注意事项

1. 混悬剂

干混悬剂：儿童常用的有头孢克洛干混悬剂、阿奇霉素干混悬剂等。

液体混悬剂：儿童常用的有布洛芬混悬液、对乙酰氨基酚混悬液等。

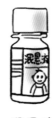

混悬液

用药方法：

● 配制时将服用量的干混悬剂加入至少100ml温开水中。

● 充分振摇成混匀的溶液，再服用。

● 液体混悬剂用前一定要摇匀再服用。

注意事项：

▲ 干混悬剂不能直接吞服，因为干混悬剂一般为细小的粉末，容易呛入气管引起窒息，应用水调化混匀后服用。

▲ 液体混悬剂易沉降，使用前一定要先将混悬剂摇匀，这样才能基本保证每次使用时药物的浓度相同（如果没有经过混匀的过程直接使用，很可能混悬液的上层药量较少，下层药量较多，会造成服药浓度不准确，进而影响疗效）。

2. 泡腾片

泡腾片主要由药物与泡腾崩解剂压制而成，当它遇到水后，可发生化学反应释放出二氧化碳，使片剂迅速崩解和融化。片剂崩解时产生的二氧化碳可部分溶解于水中，使水喝入口中时有汽水般的感觉。

用药方法：

● 取半杯凉开水或温开水，大约100～150ml。

● 一次性将一次用量投入水中。

● 药物完全溶出，气泡消失后摇匀服下（千万不能直接放入口中吞服，直接服用遇水会产生大量二氧化碳可导致气道阻塞）。

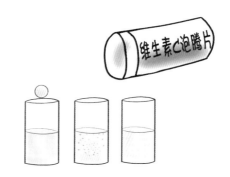

注意事项：

▲ 严禁口服，严禁儿童自行服用。

▲ 水温不宜过高，40℃即可。

▲ 装水的容器应尽量选择玻璃杯或陶瓷杯。

▲ 不宜用茶水或饮料泡服，以防发生化学反应。

▲ 现泡现喝，放置过久药物可能因发生氧化、水解等化学反应而失效。

▲ 服用泡腾片后，应用水漱口，以减少药物对口腔的刺激。

▲ 泡腾片需密闭保存，如果服药时出现不溶物、沉淀、絮状物等，不可服用。

3. 吸入用气雾剂

吸入用气雾剂借助辅助工具使药物呈雾状喷出，患者经口吸入药物，药物经支气管和肺部而直接作用于气管、支气管等处的黏膜。

给药方法：

● 给药者要洗净擦干双手，准备好吸入装置。

● 让患儿保持站立位或者卧位时上半身保

我要规律服药才会好的快。

持直立，头略后仰，嘴张开，尽量地呼气。

● 轻轻地将吸嘴放入口中，双唇包住吸嘴，缓慢用力吸气，同时按动阀门。

● 将吸入装置从口中拿出，屏气10秒钟左右。

● 最后用水漱口，完成一次服药。

注意事项：

▲ 喷药前，需要摘下气雾剂喷嘴的盖子，上下摇晃几下再使用（如果没有摇晃可能导致药物输出剂量减少，影响治疗效果）。

▲ 放入口中用力吸气时，尽量用深长的吸气方式，不要用快速短促的吸气方式，以免影响药物的深入吸收。

▲ 喷完药后一定要屏气，一般10～20秒，然后再呼气。

三、外用特殊剂型药品的使用方法和注意事项

1. 滴耳剂

用药方法：

● 给药者要洗净擦干双手，并检查药品的名

称、效期、性状等。

● 让宝宝侧卧，将下耳垂轻轻拉向后下方，使外耳道暴露。

● 将药液滴入外耳道，必要时可以用棉球塞住耳道。

● 滴药后，保持原体位3～5分钟。

注意事项：

▲ 滴药时，滴管口不要触及外耳道壁，以免滴管被细菌污染。

▲ 滴耳液温度较低时，使用前需握住滴耳液的瓶子几分钟，使滴耳液接近体温时再滴入，以免刺激孩子耳朵。

▲ 连续用药3天患耳仍然疼痛时，应停止用药，及时去医院就诊。

2. 滴眼液

用药方法：

● 给药者要洗净擦干双手，确认滴眼液有没有漏液、混浊，是否在保质期范围内等情况。

● 让宝宝仰卧或者坐位，头部

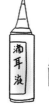
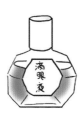

后仰，眼往上望，用手轻轻将下眼皮拉下，将药液从眼角侧滴入眼袋内，一次滴1～2滴。

● 轻轻地闭上眼睛1～2分钟，同时用手指压住眼内眦。

● 用药棉或纸巾擦去流溢在眼外的药液。

注意事项：

▲ 滴眼时，瓶口尽量避免接触到眼睫毛和眼皮。

▲ 当使用两种以上滴眼液时，应间隔5分钟以上。

▲ 眼药膏可妨碍滴眼液与眼球接触而影响吸收，应先滴滴眼液后间隔10分钟再涂眼药膏（先水后膏）。

▲ 滴眼液开启后，有效期为1个月，过期后不可再用；对于一次性应用的滴眼液，用后即抛弃，不可多次使用。

▲ 滴眼液要放在阴凉、干燥、通风处，有条件的可以放入冰箱冷藏室。

3. 滴鼻剂

用药方法：

● 给药者要洗净擦干双手，并检查药

品的名称、效期、性状等。

● 让宝宝仰卧或者坐位，将头尽量后仰，使鼻孔暴露。

● 将药液滴入鼻孔内，持续滴药姿势 2～3 分钟左右。

注意事项：

▲ 滴鼻之前应先清理鼻腔内的分泌物，且滴鼻前先呼气。

▲ 滴鼻时头往后仰，适当的吸气，以使药液尽量达到较深部位。

▲ 如果滴鼻后，滴鼻液流入口腔有苦味感，可以将其吐出。

▲ 过度频繁使用或延长使用时间可引起鼻塞症状的反复，因此连续用药 3 周以上，症状未缓解应及时就医。

4. 栓剂

儿童应用以退热药栓剂居多，在口服用药依从性不佳时可选择。

用药方法：

● 从药盒中取出栓剂，在栓剂的顶端抹上少许的润滑油或者植物油。

● 儿童可以选择侧卧或者趴伏姿势，将栓剂尖端向肛门插入，并缓缓推进，深度为距离肛门口 2cm 左右。

● 用手轻轻捏住臀部，继续保持同样的姿势一会，防止栓剂滑出。

注意事项：

▲ 塞入前应排清大便，塞入后力争 4 小时内不解大便，以发挥最大药效。

▲ 栓剂塞入后，应保持原姿势，以保证药物完全吸收。

▲ 夏天温度较高时，栓剂可能会软化而不方便使用，因此在使用前可以先放置在冰箱中冷藏一段时间再用。

总之，用药不仅要注意给药剂量、时间、疗程等因素，还要注意不同剂型药物的给药方法和注意事项，这样才能在用药时达到最佳疗效。

青岛大学附属医院：魏欣欣

西京医院：郭桂萍

儿童用药必知
宝贝健康要守护